Fisioterapia em Geriatria

Fisioterapia em Geriatria

Segunda Edição

Lia Mara Wibelinger

Graduada em Fisioterapia pela Universidade de Cruz Alta
Especialista em Saúde Pública pela Universidade de Ribeirão Preto (UNAERP-SP)
Mestre em Gerontologia Biomédica pela Pontifícia Universidade Católica do Rio Grande do Sul (PUCRS)
Doutora em Gerontologia Biomédica pela PUCRS
Estágio Pós-Doutoral em Gerontologia na Universidade Estadual de Campinas (UNICAMP)
Professora do Curso de Fisioterapia e do Programa de Pós-Graduação em Envelhecimento Humano da UPF
Autora dos Livros *Fisioterapia em Reumatologia e Fisioterapia em Geriatria* da Editora Revinter e *Segredos para Envelhecer Bem I e II* da Editora Ifibe
Organizadora dos Livros *Disfunções Músculo-Esqueléticas I, II, III, IV, V, VI, VII, VIII e IX* da Editora Ifibe e EAB e *Bem-estar na Multidimensionalidade do Envelhecimento Humano* da Editora Méritos

Thieme
Rio de Janeiro • Stuttgart • New York • Delhi

Dados Internacionais de Catalogação na Publicação (CIP)
(eDOC BRASIL, Belo Horizonte/MG)

W632f

Wibelinger, Lia Mara.
Fisioterapia em geriatria / Lia Mara Wibelinger. – 2.ed. – Rio de Janeiro, RJ: Thieme Revinter, 2025.

16 x 23 cm
Inclui bibliografia.
ISBN   978-65-5572-352-6
eISBN 978-65-5572-353-3

1. Geriatria. 2. Fisioterapia para idosos. 3. Envelhecimento. I. Título.

CDD: 618.97

Elaborado por Maurício Amormino Júnior – CRB6/2422

Contato com a autora
liafisio@yahoo.com.br

© 2025 Thieme. All rights reserved.

Thieme Revinter Publicações Ltda.
Rua do Matoso, 170
Rio de Janeiro, RJ
CEP 20270-135, Brasil
www.thieme.com.br

Thieme USA
http://www.thieme.com

Design de Capa: © Thieme
Créditos Imagem da Capa: capa feita usando a imagem a seguir: Krankengymnastik mit älterer Frau © js-photo/stock.adobe.com

Impresso no Brasil por Forma Certa Gráfica Digital Ltda.
5 4 3 2 1
ISBN 978-65-5572-352-6

Também disponível como eBook:
eISBN 978-65-5572-353-3

Nota: O conhecimento médico está em constante evolução. À medida que a pesquisa e a experiência clínica ampliam o nosso saber, pode ser necessário alterar os métodos de tratamento e medicação. Os autores e editores deste material consultaram fontes tidas como confiáveis, a fim de fornecer informações completas e de acordo com os padrões aceitos no momento da publicação. No entanto, em vista da possibilidade de erro humano por parte dos autores, dos editores ou da casa editorial que traz à luz este trabalho, ou ainda de alterações no conhecimento médico, nem os autores, nem os editores, nem a casa editorial, nem qualquer outra parte que se tenha envolvido na elaboração deste material garantem que as informações aqui contidas sejam totalmente precisas ou completas; tampouco se responsabilizam por quaisquer erros ou omissões ou pelos resultados obtidos em consequência do uso de tais informações. É aconselhável que os leitores confirmem em outras fontes as informações aqui contidas. Sugere-se, por exemplo, que verifiquem a bula de cada medicamento que pretendam administrar, a fim de certificar-se de que as informações contidas nesta publicação são precisas e de que não houve mudanças na dose recomendada ou nas contraindicações. Esta recomendação é especialmente importante no caso de medicamentos novos ou pouco utilizados. Alguns dos nomes de produtos, patentes e design a que nos referimos neste livro são, na verdade, marcas registradas ou nomes protegidos pela legislação referente à propriedade intelectual, ainda que nem sempre o texto faça menção específica a esse fato. Portanto, a ocorrência de um nome sem a designação de sua propriedade não deve ser interpretada como uma indicação, por parte da editora, de que ele se encontra em domínio público.

Todos os direitos reservados. Nenhuma parte desta publicação poderá ser reproduzida ou transmitida por nenhum meio, impresso, eletrônico ou mecânico, incluindo fotocópia, gravação ou qualquer outro tipo de sistema de armazenamento e transmissão de informação, sem prévia autorização por escrito.

DEDICATÓRIA

Ao meu filho, João Gabriel Wibelinger Holtermann, o maior presente que ganhei de DEUS!!!

AGRADECIMENTOS

Ao meu filho... Amor maior!!!

À minha família, estímulo constante, e de forma especial à minha mãe, por ter despertado em mim o amor à docência...

Aos meus ex, atuais e futuros alunos, fontes de estímulo ao crescimento profissional...

À Universidade de Passo Fundo, berço da realização dos meus grandes sonhos profissionais...

Aos meus queridos companheiros de pesquisa...

Aos colaboradores desta obra, Marlon Francys Vidmar, Michele Marinho da Silveira, Juliana Secchi Batista, Sheila Gemelli de Oliveira e Daiane Mazzola.

Às minhas queridas alunas que contribuíram, com suas imagens, na ilustração desta obra.

COLABORADORES

MICHELE MARINHO DA SILVEIRA
Fisioterapeuta
Doutora em Gerontologia Biomédica pela Pontifícia Universidade Católica do Rio Grande do Sul (PUCRS)

MARLON FRANCYS VIDMAR
Fisioterapeuta
Doutor em Ciências da Saúde pela Universidade Federal de Ciências da Saúde de Porto Alegre (UFCSPA)

JULIANA SECCHI BATISTA
Fisioterapeuta
Mestre em Envelhecimento Humano pela Universidade de Passo Fundo (UPF)

SHEILA GEMELLI DE OLIVEIRA
Fisioterapeuta
Mestre em Gerontologia Biomédica pela Pontifícia Universidade Católica do Rio Grande do Sul (PUCRS)

DAIANE MAZZOLA
Fisioterapeuta
Doutora em Bioquímica pela Universidade Federal do Rio de Janeiro (UFRJ)

SUMÁRIO

1 AVALIAÇÃO EM FISIOTERAPIA GERIÁTRICA 1
Lia Mara Wibelinger

2 SÍNDROME DA FRAGILIDADE 35
Lia Mara Wibelinger

3 DOENÇA DE PARKINSON 45
Lia Mara Wibelinger

4 DOENÇA DE ALZHEIMER 57
Lia Mara Wibelinger ▪ Michele Marinho da Silveira

5 QUEDAS DE IDOSOS 69
Lia Mara Wibelinger

6 FRATURAS DE FÊMUR EM IDOSOS 79
Lia Mara Wibelinger ▪ Marlon Francys Vidmar

7 ARTROPLASTIA TOTAL DE QUADRIL E JOELHO 89
Lia Mara Wibelinger

8 OSTEOPOROSE 99
Lia Mara Wibelinger

9 OSTEOARTRITE 115
Lia Mara Wibelinger ▪ Juliana Secchi Batista

10 INCONTINÊNCIA URINÁRIA NOS IDOSOS 131
Lia Mara Wibelinger ▪ Sheila Gemelli de Oliveira

11 FISIOTERAPIA NO ACIDENTE VASCULAR ENCEFÁLICO EM IDOSOS ... 153
Daiane Mazzola

12 SÍNDROME DA IMOBILIDADE 173
Lia Mara Wibelinger

ÍNDICE REMISSIVO 181

Fisioterapia em
Geriatria

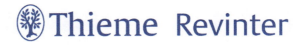

AVALIAÇÃO EM FISIOTERAPIA GERIÁTRICA

CAPÍTULO 1

Lia Mara Wibelinger

INTRODUÇÃO

Na avaliação geriátrica devemos levar em consideração a condição do indivíduo a ser avaliado, estabelecer questionamentos claros, falar devagar, ter uma sequência de questionamentos, fazer uso de uma linguagem compreensível, não falar muito alto e deixar com que o idoso usufrua do tempo necessário para se comunicar.

 Cuidar para que a forma de realizar as perguntas não induza o paciente a respostas tendenciosas.

DADOS DE IDENTIFICAÇÃO

Endereço, telefone, idade, raça, sexo, data de nascimento, data da avaliação, nome do avaliador, quem indicou o indivíduo para a reabilitação e por que, diagnóstico, nome e telefone do médico do paciente.

ANAMNESE

Deve ser relatada a história do aparecimento dos sintomas (tempo, duração, período, locais acometidos), a forma como a patologia manifestou-se e a história pregressa e atual da doença, critérios estes que se fazem importantes para a formação dos objetivos de tratamento.

- *Investigar:* sinais vitais (temperatura, frequências cardíaca e respiratória, pressão arterial) perda de peso, fadiga, cansaço, sintomas oculares, depressão, tontura, náusea, cefaleia, vertigem, dor de garganta. Doenças associadas ou anteriores, tratamentos anteriores (quais e por quanto tempo?), o que o indivíduo espera do tratamento?
  - Tratamentos anteriores (quais foram realizados e por quanto tempo? Se as intervenções anteriores foram satisfatórias ou não?).
  - Ocupação (tipo de trabalho, tempo de exercício da profissão, horas diárias trabalhadas, posição adotada: em pé ou sentado, se ajoelha-se, se inclina-se, levantamento de peso, manejo de ferramentas vibratórias).
  - Esportes e *hobbies* e suas consequências nas condições reumáticas.
  - História social (moradia, filhos, ajuda doméstica, lazer).

1

- Investigação sobre outros sistemas e saúde em geral (hipertensão arterial, doença cardíaca, diabetes, história de doença reumática na família).
- Fatores de melhora (o que alivia os sintomas?).
- Fatores de piora (o que exacerba os sintomas?).
- *Hábitos de vida*: padrão de sono, estresse, carga de trabalho e atividades recreativas.
- *Queixa principal*: é a razão pela qual o indivíduo está procurando por um tratamento de reabilitação, ou por que o paciente veio ao serviço?

EXAME FÍSICO

Durante a realização do exame físico é muito importante que você informe o paciente sobre o que você está fazendo, testar, inicialmente, o lado normal (não envolvido), realizar, inicialmente, movimentos ativos, seguidos pelos passivos e depois os isométricos. Qualquer movimento que seja doloroso deve ser realizado por último. Deve-se avisar ao paciente que o exame poderá provocar exacerbação dos sintomas.

- *Inspeção:* o examinador deve observar: anormalidades, alterações de coloração da pele, edema (inchaço, tumefação) vermelhidão, deformidade.
- *Palpação:* na palpação podemos verificar a existência de calor articular, crepitação, alterações de sensibilidade, deformidade, nódulos, contraturas musculares.
- *Os movimentos são:*
  - Movimento ativo: no movimento ativo é importante observar em todos os movimentos quando e onde tem início a dor, se o movimento aumenta a intensidade e a qualidade, qual é a reação do paciente, se existe movimento de articulações associadas.
  - Movimento passivo: no movimento passivo, além de verificar se o movimento aumenta a intensidade e a qualidade da dor, também é preciso que se observe quando e onde a dor tem início.
  - Movimento resistido: no movimento contra alguma resistência é importante que se proponha um aumento gradual da resistência, ou seja, do leve para o moderado, até o mais forte.

AVALIAÇÃO DA MOBILIDADE
Goniometria
Avalia a amplitude de movimento articular.

Perimetria
Avalia o perímetro muscular dos indivíduos, onde normalmente encontraremos diferença de valores, principalmente ao se tratar de patologias que acometem os membros de forma assimétrica, ou de compensações impostas pelo quadro doloroso de um único hemicorpo.

AVALIAÇÃO DA DOR
Como Avaliar a Dor?
As avaliações da dor são sempre de forma subjetiva, ou seja, eu avalio a dor em determinado momento; mas é importante que saibamos que vários fatores podem interferir na fidedignidade deste dado, por exemplo: turno (manhã, tarde ou noite), uso de medicamentos, estado emocional.

A dor pode ser avaliada mediante o uso dos protocolos a seguir:

Escala Visual Analógica
0 (sem dor) _____ 10 (dor insuportável)

Natureza da Dor
- Localizada ou difusa.
- Unilateral ou bilateral.
- Contínua ou aguda.
- Presente apenas com atividade.
- Constantemente presente.
- Piora à noite ou com repouso.
- Associada a sintomas sensoriais.

DESENHO DA DOR (MAPA CORPORAL): descrever quais articulações já foram acometidas e quais estão agudizadas; é preciso que se assinale em um desenho do corpo nas duas vistas – anterior e posterior.

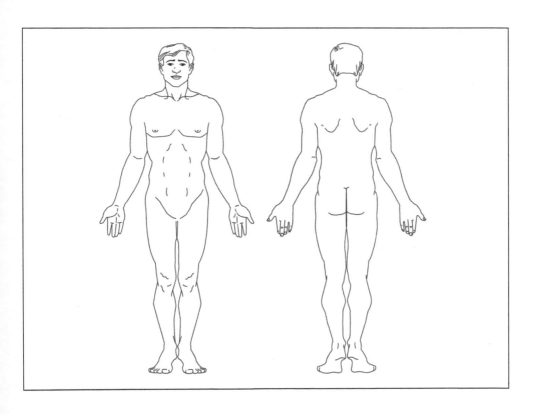

Questionário de MacGill

Graduação da dor à palpação:

- *Grau I:* o paciente queixa-se de dor.
- *Grau II:* o paciente queixa-se de dor e retrai-se.
- *Grau III:* o paciente retrai-se e afasta a articulação.
- *Grau IV:* o paciente não permite a palpação da articulação.

Questionário de McGill. Avaliação Padrão da Dor
Assinale, no máximo, uma expressão de cada grupo. Não assinale palavras que não se aplicam
Escolha, dentre estas, as expressões que melhor descrevam sua dor atual

1.	6.	12.	18.
( ) 1.Vibração	( ) 1. Fisgada	( ) 1. Enjoada	( ) 1. Aperta
( ) 2. Tremor	( ) 2. Puxão	( ) 2. Sufocante	( ) 2. Adormece
( ) 3. Pulsante	( ) 3. Torção		( ) 3. Repuxa
( ) 4. Latejante		13.	( ) 4. Espreme
( ) 5. Como batida	7.	( ) 1. Castigante	( ) 5. Rasga
( ) 6. Como pancada	( ) 1. Calor	( ) 2. Atormentadora	
	( ) 2. Queimação	( ) 3. Cruel	19.
2.	( ) 3. Fervente		( ) 1. Fria
( ) 1. Pontada	( ) 4. Em brasa	14.	( ) 2. Gelada
( ) 2. Choque		( ) 1. Amedrontadora	( ) 3. Congelante
( ) 3. Tiro	8.	( ) 2. Apavorante	
	( ) 1. Formigamento	( ) 3. Aterrorizante	20.
3.	( ) 2. Coceira	( ) 4. Maldita	( ) 1. Aborrecida
( ) 1. Agulhada	( ) 3. Ardor	( ) 5. Mortal	( ) 2. Dá náuseas
( ) 2. Perfurante	( ) 4. Ferroada		( ) 3. Agonizante
( ) 3. Facada		15.	( ) 4. Pavorosa
( ) 4. Punhalada	9.	( ) 1. Miserável	( ) 5. Torturante
( ) 5. Em lança	( ) 1. Mal localizada	( ) 2. Enlouquecedora	
	( ) 2. Dolorida		N° de descritores
4.	( ) 3. Machucada	16.	( ) 1. Sensoriais
( ) 1. Fina	( ) 4. Doida	( ) 1. Chata	( ) 2. Afetivos
( ) 2. Cortante	( ) 5. Pesada	( ) 2. Incômoda	( ) 3. Avaliativos
( ) 3. Estraçalha		( ) 3. Desgastante	( ) 4. Miscelânea
	10.	( ) 4. Forte	( ) 5. Total
5.	( ) 1. Sensível	( ) 5. Insuportável	
( ) 1. Beliscão	( ) 2. Esticada		Índice de dor
( ) 2. Aperto	( ) 3. Esfolante	17.	( ) 1. Sensoriais
( ) 3. Mordida	( ) 4. Rachando	( ) 1. Espalha	( ) 2. Afetivos
( ) 4. Cólica		( ) 2. Irradia	( ) 3. Avaliativos
( ) 5. Esmagamento	11.	( ) 3. Penetra	( ) 4. Miscelânea
	( ) 1. Cansativa	( ) 4. Atravessa	( ) 5. Total
	( ) 2. Exaustiva		

AVALIAÇÃO DA FLEXIBILIDADE

- *Flexão anterior*: tira a medida do 3º dedo ao chão.
- *Flexão lateral direita e esquerda*: inclina para o lado e tira a medida do terceiro dedo até o chão.
- *Expansibilidade torácica*: cirtometria (medir o tórax durante a inspiração e a expiração, a diferença entre ambos deve ser de 5 cm); esta medida pode ser axilar, mamilar e xifoidiana.
- *Teste de Shöber*: com o paciente em pé, mede-se 10 cm acima de L5 e 5 cm abaixo, pede-se para o indivíduo fazer inclinação anterior e mede-se novamente esta distância, o aumento da medida deve ser em torno de 5 cm; abaixo deste valor há sinal de limitação da flexão da coluna lombar.
- *Sinal de Stibor*: é indicado para medir a mobilidade da coluna toracolombar, tira-se a medida de S1 a C7 e utiliza-se o mesmo princípio do sinal de Schöber.

AVALIAÇÃO DA FORÇA MUSCULAR

Existem duas formas de avaliar força muscular.

- Avaliação subjetiva:
  - 0 – Ausência de força.
  - 1 – Somente um esboço de movimento.
  - 2 – Força suficiente para mover uma articulação, eliminada a gravidade.
  - 3 – Força suficiente para mover uma extremidade contra a gravidade.
  - 4 – Superior a 3, mas inferior a 5 – força suficiente para movimentar uma extremidade contra resistência ativa. Esta é uma faixa ampla de força muscular e, algumas vezes, se divide em 4, 4+, 4++.
  - 5 – Força muscular total e normal.

AVALIAÇÃO ISOCINÉTICA

O dinamômetro isocinético é o instrumento mais preciso na avaliação da força (torque) muscular e vem sendo muito útil, principalmente, na avaliação de indivíduos idosos.

O aparelho isocinético foi desenvolvido no final da década de 1960 e serve para quantificar, em cada indivíduo, em determinada articulação, quanto se tem de resistência, pico de torque, angulação da articulação em que se obteve o pico de torque, trabalho total, potência média, além de outros dados que, individuais ou cruzados, permitem ao fisioterapeuta, profissional de educação física ou médico um conhecimento preciso de como está o grupo muscular que envolve determinada articulação.

É um recurso de reabilitação, havendo opções de variadas velocidades e angulares modos isocinéticos (concêntrico, excêntrico), alguns modelos com modo isotônico, ativo assistido e até mesmo passivo.

Envolve uma velocidade fixa preestabelecida dinâmica com uma resistência que é totalmente adaptável através de toda a amplitude de movimento, e a única desvantagem de utilização é o alto custo do aparelho.

O pico de torque é a maior força muscular gerada em determinado momento durante uma repetição.

Dinamômetro Isocinético Biodex

O dinamômetro isocinético é o instrumento mais preciso na avaliação da força muscular (torque); serve para quantificar, em cada indivíduo, em determinada articulação, quanto se tem de resistência, pico de torque, angulação da articulação em que se obteve o pico de torque, trabalho total, potência média. Na avaliação isocinética, método cada vez mais utilizado na análise do *performance* muscular em estudos com idosos, os dados podem ser comparados a dados normativos já descritos para os diferentes escalões etários e níveis de atividade física. Estas comparações podem ajudar a prescrever e a desenvolver programas de treino que reponham o equilíbrio, força e resistência muscular como forma de prevenir possíveis lesões e aumentar a *performance*.

Atualmente é um instrumento que vem sendo utilizado com bastante frequência quando se pretende avaliar pessoas idosas. Principalmente quando os estudos envolvem a articulação do joelho.

A avaliação só está contraindicada em situações em que o paciente apresente dor aguda ou hipertensão arterial.

Apesar de não termos valores básicos de referência para este tipo de população, alguns estudos que vêm sendo desenvolvidos por nós, com o passar dos anos, vêm permitindo reafirmar conceitos já estabelecidos na literatura, tanto sobre determinados grupos musculares quanto sobre velocidades e movimentos, assim como pela análise dos diferentes gêneros e faixas etárias.

Algumas pesquisas já realizadas no decorrer de nossa caminhada, no estudo da força muscular, permitem-nos levantar números previamente definidos para uma população tanto jovem quanto adulta. Para isso separamos as faixas etárias por décadas, desde os 10 aos 90 anos, e optamos por utilizar velocidades médias (120 e 180 graus) e altas (240 graus) para fazer esta mensuração. Também relacionamos com os índices de torque muscular com os diferentes gêneros.

Fleck e Kraemer, em 1999, definem força muscular como a quantidade máxima de força que um músculo pode gerar em um padrão específico de movimento e em determinada velocidade de movimento.

Atualmente, em programas primários de treinamento de força são encontradas contrações que iniciam com o músculo alongado e o esforço muscular é exercido para encurtar o músculo. Estas contrações são denominadas concêntricas.

A contração muscular é do tipo excêntrica quando o músculo se alonga durante a contração, isto é, durante o desenvolvimento de tensão ativa.

A contração isocinética é um tipo de contração menos comum e geralmente se faz uso de um equipamento especial. É diferente da contração isotônica porque combina as características tanto da isometria quanto do treinamento com pesos a fim de proporcionar uma sobrecarga muscular com uma velocidade.

Exercícios isocinéticos são aqueles nos quais se impõe uma resistência ao movimento sem permitir que este ocorra. São iniciados com um mínimo de resistência, que é aumentada gradativamente. São indicados para relaxamento e oxigenação muscular e para a sua coordenação.

O exercício isocinético favorece a resistência muscular; pode ser efetuado através de equipamentos que possam oferecer diversos graus de resistência.

Nesse tipo de exercício o praticante pode ajustar a velocidade exata do exercício, assim como aumentar ou diminuir a tensão do exercício com a finalidade de acrescer sua própria força muscular.

Como exemplos de exercícios isocinéticos temos a bicicleta estática, máquinas de remo, natação etc. Uma das vantagens dos exercícios isocinéticos é o fato de nunca se alcançar o esgotamento total do músculo trabalhado, como frequentemente acontece por meio do exercício isotônico.

Esta avaliação consiste na aplicação de uma resistência variável denominada acomodativa, uma contração muscular voluntária máxima durante movimento angular constante.

A velocidade do movimento é fixa, controlada e pré-selecionada. Avalia a força muscular desenvolvida pelos grupos musculares através do pico de torque, da capacidade do músculo em desenvolver força ao longo do arco de movimento (potência); do trabalho total que é avaliado pela área da curva do torque e arco de movimento (quanto mais uniforme a curva, melhor é a distribuição de força ao longo do arco de movimento); resistência muscular por meio do índice de fadiga (capacidade em manter determinada atividade).

A avaliação pode ser aplicada no eixo das articulações de tornozelo, joelho, quadril, punho, cotovelo, ombro e coluna:

- Avaliação cardiorrespiratória.
- Avaliação da marcha.
- Avaliação do equilíbrio.
- Avaliação da capacidade funcional.
- Avaliação da memória.
- Avaliação neurológica.
- Avaliação do sono.

AVALIAÇÃO FUNCIONAL

Avalia as atividades de vida diária e atividades de vida prática, como transferências, deambulação, vestuário e higiene, atividades no trabalho – Questionário de Incapacidade (Rolland Morris).

Ela tem um papel bastante importante, pois relaciona o efeito da lesão sobre a vida do indivíduo, pois pode ser discretamente incômodo ou totalmente incapacitante.

Uma boa avaliação deve levar em consideração os prejuízos funcionais que afetam o sistema locomotor. Para isso é muito importante que se incluam aspectos relacionados com:

- *Cuidados pessoais:* capacidade de lavar, tomar banho, satisfazer as necessidades fisiológicas, vestir-se, cozinhar e alimentar-se.
- *Mobilidade:* incluindo ficar em pé, mover-se, andar, subir ou descer escadas, dirigir e usar meios de transporte.
- *Natureza da ocupação:* capacidade de trabalho e benefícios de seguridade social.

Uma pontuação 6 indica que o idoso é independente, ou seja, possui habilidade para desempenhar tarefas cotidianas. Uma pontuação 4 indica uma dependência parcial, podendo o idoso requerer ou não auxílio. Uma pontuação igual ou inferior a 2 implica na necessidade de assistência, indicando uma dependência importante (Quadro 1-1).

8 CAPÍTULO 1

Quadro 1-1. Índice de Katz – Escala de Atividade de Vida Diária

ATIVIDADE	INDEPENDENTE	SIM	NÃO
Banho	Não recebe assistência ou somente recebe em uma parte do corpo	( )	( )
Vestuário	Escolhe as roupas e se veste sem nenhuma ajuda, exceto para calçar sapatos	( )	( )
Higiene pessoal	Vai ao banheiro, usa-o e se veste sem nenhuma assistência (pode usar bengala ou andador como apoio e usar comadre/urinol à noite)	( )	( )
Transferência	Consegue deitar e levantar de uma cama ou sentar e levantar de uma cadeira sem ajuda (pode usar bengala ou andador)	( )	( )
Continência	Tem autocontrole do intestino e da bexiga (sem "acidentes ocasionais")	( )	( )
Alimentação	Alimenta-se sem ajuda, exceto para cortar carne ou passar manteiga no pão	( )	( )

Fonte: Freitas EV *et al.* Tratado de geriatria e gerontologia. Rio de Janeiro: Guanabara Koogan, 2002. p. 613.

AVALIAÇÃO PSICOSSOCIAL

Faz parte do exame e, principalmente, nesta área, tem papel muito importante, porque os cuidados pessoais, as frustrações, as incapacidades e a dependência causam sérios comprometimentos de autoestima.

AVALIAÇÃO DO EQUILÍBRIO

Existem vários protocolos que podem ser utilizados para avaliar o equilíbrio, um deles é o Protocolo de Equilíbrio de Berg (Quadro 1-2).

Quadro 1-2. Escala de Equilíbrio de Berg

Itens	Pontuação
1. Sentado para em pé	
2. Em pé sem apoio	
3. Sentado sem apoio	
4. Em pé para sentado	
5. Transferências	
6. Em pé com os olhos fechados	
7. Em pé com os pés juntos	
8. Reclinar à frente com os braços estendidos	
9. Apanhar objeto do chão	
10. Virando-se para olhar para trás	
11. Girando 360 graus	

(Contiunua.)

AVALIAÇÃO EM FISIOTERAPIA GERIÁTRICA

Quadro 1-2. *(Cont.)* Escala de Equilíbrio de Berg

Itens	Pontuação
12. Colocar os pés alternadamente sobre um banco	
13. Em pé com um pé em frente ao outro	
14. Em pé apoiado em um dos pés	
Total	

1. Sentado para em pé: Por favor, fique de pé. Tente não usar suas mãos como suporte

( ) 4 Capaz de permanecer em pé e se estabilizar de maneira independente

( ) 3 Capaz de permanecer em pé, independentemente, usando as mãos

( ) 2 Capaz de permanecer em pé usando as mãos após várias tentativas

( ) 1 Necessidade de ajuda mínima para ficar em pé ou estabilizar

( ) 0 Necessidade de moderada ou máxima assistência para permanecer em pé

2. Em pé sem apoio: Por favor, fique de pé por 2 minutos sem se segurar em nada

( ) 4 Capaz de permanecer em pé com segurança por 2 minutos

( ) 3 Capaz de permanecer em pé durante 2 minutos com supervisão

( ) 2 Capaz de permanecer em pé durante 30 segundos sem suporte

( ) 1 Necessidade de várias tentativas para permanecer 30 segundos sem suporte

( ) 0 Incapaz de permanecer em pé por 30 segundos sem assistência

Se o sujeito é capaz de permanecer em pé por 2 minutos sem apoio, marque pontuação máxima na situação sentada sem suporte. Siga diretamente para o item 4.

3. Sentado sem suporte para as costas, mas com os pés apoiados sobre o chão ou sobre um banco: Por favor, sente-se com os braços cruzados durante 2 minutos

( ) 4 Capaz de sentar-se com segurança por 2 minutos

( ) 3 Capaz de sentar-se com segurança por 2 minutos sob supervisão

( ) 2 Capaz de sentar-se durante 30 segundos

( ) 1 Capaz de sentar-se durante 10 segundos

( ) 0 Incapaz de sentar-se sem suporte durante 10 segundos

4. Em pé para sentado: Por favor, sente-se

( ) 4 Senta com segurança com o mínimo uso das mãos

( ) 3 Controla descida utilizando as mãos

( ) 2 Apoia a parte posterior das pernas na cadeira para controlar a descida

( ) 1 Senta independentemente, mas apresenta descida descontrolada

( ) 0 Necessita de ajuda para sentar-se

(Contiunua.)

Quadro 1-2. *(Cont.)* Escala de Equilíbrio de Berg

5. Transferências: Pedir ao sujeito para passar de uma cadeira com descanso de braços para outra sem descanso de braços (ou uma cama)
( ) 4 Capaz de passar com segurança com o mínimo uso das mãos
( ) 3 Capaz de passar com segurança com uso das mãos evidente
( ) 2 Capaz de passar com pistas verbais e/ou supervisão
( ) 1 Necessidade de assistência de uma pessoa
( ) 0 Necessidade de assistência de duas pessoas ou supervisão para segurança
6. Em pé, sem suporte, com olhos fechados: Por favor, feche os olhos e permaneça parado por 10 segundos
( ) 4 Capaz de permanecer em pé com segurança por 10 segundos
( ) 3 Capaz de permanecer em pé com segurança por 10 segundos com supervisão
( ) 2 Capaz de permanecer em pé durante 3 segundos
( ) 1 Incapaz de manter os olhos fechados por 3 segundos, mas permanecer em pé
( ) 0 Necessidade de ajuda para evitar queda
7. Em pé, sem suporte, com os pés juntos: Por favor, mantenha os pés juntos e permaneça em pé sem se segurar
( ) 4 Capaz de permanecer em pé com os pés juntos, independentemente, com segurança por 1 minuto
( ) 3 Capaz de permanecer em pé com os pés juntos, independentemente, com segurança por 1 minuto, com supervisão
( ) 2 Capaz de permanecer em pé com os pés juntos, independentemente, e se manter por 30 segundos
7. Em pé, sem suporte, com os pés juntos: Por favor, mantenha os pés juntos e permaneça em pé sem se segurar
( ) 1 Necessidade de ajuda para manter a posição, mas capaz de ficar em pé por 15 segundos com os pés juntos
( ) 0 Necessidade de ajuda para manter a posição, mas incapaz de se manter por 15 segundos

(Contiunua.)

AVALIAÇÃO EM FISIOTERAPIA GERIÁTRICA

Quadro 1-2. *(Cont.)* Escala de Equilíbrio de Berg

8. Alcance a frente com os braços estendidos permanecendo em pé: Mantenha os braços estendidos a 90 graus. Estenda os dedos e tente alcançar a maior distância possível (o examinador coloca uma régua no final dos dedos quando os braços estão a 90 graus. Os dedos não devem tocar a régua enquanto executam a tarefa. A medida registrada é a distância que os dedos conseguem alcançar enquanto o sujeito está na máxima inclinação para frente possível. Se possível, pedir ao sujeito que execute a tarefa com os dois braços para evitar rotação do tronco.)

( ) 4 Capaz de alcançar com confiabilidade acima de 25 cm (10 polegadas)

( ) 3 Capaz de alcançar acima de 12,5 cm (5 polegadas)

( ) 2 Capaz de alcançar acima de 5 cm (2 polegadas)

( ) 1 Capaz de alcançar, mas com necessidade de supervisão

( ) 0 Perda de equilíbrio durante as tentativas/necessidade de suporte externo

9. Apanhar um objeto do chão a partir da posição em pé: Pegar um sapato/chinelo localizado à frente de seus pés

( ) 4 Capaz de apanhar o chinelo facilmente e com segurança

( ) 3 Capaz de apanhar o chinelo, mas necessita de supervisão

( ) 2 Incapaz de apanhar o chinelo, mas alcança 2-5 cm (1-2 polegadas) do chinelo e manter o equilíbrio de maneira independente

( ) 1 Incapaz de apanhar e necessita de supervisão enquanto tenta

( ) 0 Incapaz de tentar/necessita de assistência para evitar perda de equilíbrio ou queda

10. Em pé, virar e olhar para trás sobre os ombros direito e esquerdo: Virar e olhar para trás sobre o ombro esquerdo. Repetir para o direito. O examinador pode pegar um objeto para olhar e colocá-lo atrás do sujeito para encorajá-lo a realizar o giro

( ) 4 Olha para trás por ambos os lados com mudança de peso adequada

( ) 3 Olha para trás apenas um dos lados, o outro lado mostra menor mudança de peso

( ) 2 Apenas vira para os dois lados, mas mantém o equilíbrio

( ) 1 Necessita de supervisão ao virar

( ) 0 Necessita de assistência para evitar perda de equilíbrio ou queda

11. Virar em 360 graus: Virar completamente fazendo um círculo completo. Pausa. Fazer o mesmo na outra direção

( ) 4 Capaz de virar 360 graus com segurança em 4 segundos ou menos

( ) 3 Capaz de virar 360 graus com segurança para apenas um lado em 4 segundos ou menos

( ) 2 Capaz de virar 360 graus com segurança, mas lentamente

( ) 1 Necessita de supervisão ou orientação verbal

( ) 0 Necessita de assistência enquanto vira

(Contiunua.)

Quadro 1-2. *(Cont.)* Escala de Equilíbrio de Berg

12. Colocar pés alternados sobre degrau ou banco permanecendo em pé e sem apoio: Colocar cada pé, alternadamente, sobre o degrau/banco. Continuar até cada pé ter tocado o degrau/banco 4 vezes
( ) 4 Capaz de ficar em pé, independentemente, e com segurança e completar 8 passos em 20 segundos
( ) 3 Capaz de ficar em pé, independentemente, e completar 8 passos em mais de 20 segundos
( ) 2 Capaz de completar 4 passos sem ajuda, mas com supervisão
( ) 1 Capaz de completar mais de 2 passos necessitando de mínima assistência
( ) 0 Necessita de assistência para prevenir queda/incapaz de tentar
13. Permanecer em pé sem apoio com outro pé à frente: Colocar um pé diretamente em frente do outro
( ) 4 Capaz de posicionar o pé independentemente e manter por 30 segundos
( ) 3 Capaz de posicionar o pé para frente do outro, independentemente, e manter por 30 segundos
( ) 2 Capaz de dar um pequeno passo, independentemente, e manter por 30 segundos
( ) 1 Necessidade de ajuda para dar o passo, mas pode manter por 15 segundos
( ) 0 Perda de equilíbrio enquanto dá o passo ou enquanto fica de pé
14. Permanecer em pé apoiado em uma perna: Permaneça apoiado em uma perna o quanto você puder sem se apoiar
( ) 4 Capaz de levantar a perna independentemente e manter por mais de 10 segundos
( ) 3 Capaz de levantar a perna independentemente e manter entre 5 e 10 segundos
( ) 2 Capaz de levantar a perna independentemente e manter por 3 segundos ou mais
( ) 1 Tenta levantar a perna e é incapaz de manter 3 segundos, mas permanece em pé, independentemente
( ) 0 Incapaz de tentar ou precisa de assistência para evitar queda
Pontuação total

O índice de Tinetti utilizado é composto por duas escalas: de equilíbrio e de marcha. A primeira possui 9 itens: equilíbrio sentado, levantando, tentativas de levantar, assim que levanta, equilíbrio em pé, teste dos três tempos, olhos fechados, girando 360 graus e se sentando. Já a segunda possui 7: início da marcha, comprimento e altura dos passos, simetria dos passos, continuidade dos passos, direção, tronco e distância dos tornozelos. A pontuação total do índice é de 28 pontos. Pontuação menor que 19 indica risco 5 vezes maior de quedas. Portanto, quanto menor a pontuação, maior o problema. Os Quadros 1-3 a 1-5 apresentam esta escala utilizada.

AVALIAÇÃO EM FISIOTERAPIA GERIÁTRICA

Quadro 1-3. Escala de Avaliação do Equilíbrio – Índice de Tinetti

1. Equilíbrio sentado	Escorrega Equilibrado	0 ( ) 1 ( )
2. Levantando	Incapaz Usa os braços Sem os braços	0 ( ) 1 ( ) 2 ( )
3. Tentativas de levantar	Incapaz Mais de uma tentativa Única tentativa	0 ( ) 1 ( ) 2 ( )
4. Assim que levanta (primeiros 5 segundos)	Desequilibrado Estável, mas usa suporte Estável sem suporte	0 ( ) 1 ( ) 2 ( )
5. Equilíbrio em pé	Desequilibrado Suporte ou base de sustentação > 12 cm Sem suporte e base estreita	0 ( ) 1 ( ) 2 ( )
6. Teste dos três tempos*	Começa a cair Agarra ou balança (braços) Equilibrado	0 ( ) 1 ( ) 2 ( )
7. Olhos fechados (mesma posição do item 6)	Desequilibrado, instável Equilíbrio	0 ( ) 1 ( )
8. Girando 360 graus	Passos descontínuos Passos contínuos Instável (desequilíbrios) Estável (equilibrado)	0 ( ) 1 ( ) 0 ( ) 1 ( )
9. Sentando	Inseguro (erra a distância, cai na cadeira) Usa os braços ou movimentação abrupta Seguro, movimentação suave	0 ( ) 1 ( ) 2 ( )

*Examinador empurra levemente o esterno do paciente, que deve ficar com os pés juntos. Pontuação do equilíbrio: 16.
Fonte: Freitas E.V. et al. Tratado de geriatria e gerontologia. Rio de Janeiro: Guanabara Koogan, 2002. p. 613.

AVALIAÇÃO DE QUEDAS (QUADRO 1-4)

Quadro 1-4. Escala de Avaliação de Risco de Quedas de Dowton

Itens: Circular o item com asterisco	Sim	Não
1. Quedas anteriores	1*	0
2. Nenhum medicamento:	1	0*
▪ Tranquilizantes/sedativos	1*	0
▪ Diuréticos	1*	0
▪ Hipotensores (não diurético)	1*	0
▪ Antiparkinsonianos	1*	0
▪ Antidepressivos	1*	0
▪ Outros medicamentos	1	0*
3. Nenhum déficit sensorial:	1	0*
▪ Alterações visuais	1*	0
▪ Alterações auditivas	1*	0
▪ Nos membros	1*	0
4. Estado mental orientado:	1	0*
▪ Confuso	1*	0
5. Marcha normal:	1	0*
▪ Segura com ajuda	1	0*
▪ Insegura, com/sem ajuda*	1*	0
▪ Impossível	1	0*

*Três ou mais pontos positivos indicam risco elevado de quedas.

AVALIAÇÃO DA MARCHA (QUADRO 1-5)

Alguns dos seguintes tópicos devem ser observados e avaliados durante a marcha:

- Caminhada em planos regulares e irregulares.
- Subir e descer escadas.
- Subir e descer rampas.
- Posturas antálgicas.
- Utilização de apoios ou meios auxiliares.
- Dissociação de cinturas.

Quadro 1-5. Escala de Avaliação da Marcha – Índice de Tinetti

10. Início da marcha	Hesitação ou várias tentativas para iniciar Sem hesitação	0 ( ) 1 ( )
11. Comprimento e altura dos passos	a) Pé direito ■ Não ultrapassa o pé esquerdo ■ Ultrapassa o pé esquerdo ■ Não sai completamente do chão ■ Sai completamente do chão B) Pé esquerdo ■ Não ultrapassa o pé direito ■ Ultrapassa o pé direito ■ Não sai completamente do chão ■ Sai completamente do chão	 0 ( ) 1 ( ) 0 ( ) 1 ( ) 0 ( ) 1 ( ) 0 ( ) 1 ( )
12. Simetria dos passos	Passos diferentes Passos semelhantes	0 ( ) 1 ( )
13. Continuidade dos passos	Paradas ou passos descontínuos Passos contínuos	0 ( ) 1 ( )
14. Direção	Desvio nítido Desvio leve ou moderado ou uso de apoio Linha reta sem apoio (bengala ou andador)	0 ( ) 1 ( ) 2 ( )
15. Tronco	Balanço grave ou uso de apoio Flexão dos joelhos ou dorso ou abertura dos braços Sem flexão, balanço, não usa os braços ou apoio	0 ( ) 1 ( ) 2 ( )
16. Distância dos tornozelos	Tornozelos separados Tornozelos quase se tocam enquanto anda	0 ( ) 1 ( )

Pontuação da marcha: 12.
Pontuação total: 28.
Fonte: Freitas EV et al, Tratado de geriatria e gerontologia. Rio de Janeiro: Guanabara Koogan, 2002. p. 613.

AVALIAÇÃO POSTURAL

Deve ser realizada observando-se o indivíduo anterior, posterior e lateralmente.

Vista Anteroposterior
- Inclinação da cabeça.
- Nível dos ombros.
- Protrusão de ombros.
- Pregas das mamas.
- Nível de cristas ilíacas.
- Joelhos.
- Pés.
- Hálux.

Vista Anteroanterior
- Nível dos ombros.
- Escápula.
- Escápulas, ângulo inferior.
- Gibosidade.
- Linhas glúteas.
- Linhas poplíteas.
- Coluna vertebral:
  - Escoliose (   )
  - Cervical (   )
  - Dorsal (   )
  - Lombar
    - Curva principal (   )
    - Destro-convexa (   )
    - Sinistro-convexa.

POSIÇÃO PERFIL
- Coluna vertebral: lordose, hiperlordose e cifose.
- Ombros.
- Membros superiores.
- Escápula.
- Rotação de tronco.
- Pelve.
- Joelho.

MINIEXAME DO ESTADO MENTAL (MEEM)

O MEEM é passível de ser aplicado rapidamente, em 5 ou 10 minutos no máximo, e fornecer, imediatamente, um indicador razoavelmente aceitável da possibilidade de demência.

BOX 1-1. Miniexame do Estado Mental (MEEM)

Teste do relógio

Extremamente rápido para ser aplicado (2 minutos), traduz o padrão de funcionamento frontal e temporoparietal
As disfunções executivas podem preceder os distúrbios de memória nas demências. Pacientes com escores normais no MEEM podem ter severas limitações funcionais demonstradas nesse teste
Pede-se que o paciente desenhe o mostrador de um relógio com os ponteiros indicando determinada hora
A sensibilidade é superior a 86% e a especificidade superior a 96% quando comparado com outros instrumentos. É um instrumento particularmente útil para ser utilizado no consultório por sua simplicidade, rapidez e perfil amigável

O paciente foi solicitado a desenhar um relógio marcando 2 h 45 min. Esse simples teste tem demonstrado ser mais sensível no diagnóstico precoce da doença de Alzheimer do que muitos outros instrumentos, podendo ser ranqueado de acordo com protocolos padronizados

Instruções

O avaliador fornece uma folha de papel em branco e solicita: por favor, desenhe um relógio com os números e depois disso desenhe os ponteiros marcando, por exemplo, 11 h 10 min

Pontuação/escore

Desenho do círculo correto: 1 ponto
Números na posição correta: 1 ponto
Incluiu todos os 12 números: 1 ponto
Os ponteiros estão na posição correta: 1 ponto

Interpretação

Pontuações abaixo de 4 pontos indicam a necessidade de maior investigação

ANEXO E
Avaliação da Qualidade de Vida

Em indivíduos com doenças crônicas, onde existe dor e incapacidade funcional, a qualidade de vida se torna um fator primordial. O SF-36 é um dos protocolos que vem sendo utilizado com bastante frequência para avaliar qualidade de vida.

BOX 1-2. Versão Brasileira do Questionário de Qualidade de Vida – SF-36

Nome: _____

Idade: _____ Sexo: _____

1. Em geral você diria que sua saúde é:				
Excelente	Muito boa	Boa	Ruim	Muito ruim
1	2	3	4	5

2. Comparada há 1 ano, como você classificaria sua idade em geral, agora?				
Muito melhor	Um pouco melhor	Quase a mesma	Um pouco pior	Muito pior
1	2	3	4	5

3. Os seguintes itens são sobre atividades que você poderia fazer, atualmente, durante um dia comum. Em razão da sua saúde, você teria dificuldade para fazer estas atividades? Neste caso, quando?

Atividades	Sim, dificulta muito	Sim, dificulta um pouco	Não, não dificulta de modo algum
a) Atividades rigorosas que exigem muito esforço, como correr, levantar objetos pesados, participar em esportes árduos	1	2	3
b) Atividades moderadas, como mover uma mesa, passar aspirador de pó, jogar bola, varrer a casa	1	2	3
c) Levantar ou carregar mantimentos	1	2	3
d) Subir vários lances de escada	1	2	3
e) Subir um lance de escada	1	2	3
f) Curvar-se, ajoelhar-se ou dobrar-se	1	2	3
g) Andar mais de 1 quilômetro	1	2	3
h) Andar vários quarteirões	1	2	3
i) Andar um quarteirão	1	2	3
j) Tomar banho ou vestir-se	1	2	3

4. Durante as últimas 4 semanas, você teve algum dos seguintes problemas com seu trabalho ou com alguma atividade regular, como consequência de sua saúde física?

	Sim	Não
a) Você diminui a quantidade de tempo que se dedicava ao seu trabalho ou a outras atividades?	1	2
b) Realizou menos tarefas do que você gostaria?	1	2
c) Esteve limitado no seu tipo de trabalho ou a outras atividades	1	2
d) Teve dificuldade de fazer seu trabalho ou outras atividades (p. ex., necessitou de esforço extra)	1	2

5. Durante as últimas 4 semanas, você teve algum dos seguintes problemas com seu trabalho ou outra atividade regular diária, como consequência de algum problema emocional (como se sentir deprimido ou ansioso)?

	Sim	Não
a) Você diminuiu a quantidade de tempo que se dedicava a seu trabalho ou a outras atividades?	1	2
b) Realizou menos tarefas do que você gostaria?	1	2
c) Não realizou ou fez qualquer das atividades com tanto cuidado quanto geralmente faz	1	2

6. Durante as últimas 4 semanas, de que maneira sua saúde física ou problemas emocionais interferiram nas suas atividades sociais normais, em relação a família, amigos ou em grupo?

De forma nenhuma	Ligeiramente	Moderadamente	Bastante	Extremamente
1	2	3	4	5

7. Quanta dor no corpo você teve durante as últimas 4 semanas?

Nenhuma	Muito leve	Leve	Moderada	Grave	Muito grave
1	2	3	4	5	6

8. Durante as últimas 4 semanas, quanto a dor interferiu em seu trabalho normal (incluindo o trabalho dentro de casa)?

De maneira alguma	Um pouco	Moderadamente	Bastante	Extremamente
1	2	3	4	5

(Continua.)

9. Estas questões são sobre como você se sente e como tudo tem acontecido com você durante as últimas 4 semanas. Para cada questão, por favor, dê uma resposta que mais se aproxime da maneira como você se sente, em relação às últimas 4 semanas

	Todo tempo	A maior parte do tempo	Uma boa parte do tempo	Alguma parte do tempo	Uma pequena parte do tempo	Nunca
a) Há quanto tempo você tem sentindo-se cheio de vigor, de vontade, de força?	1	2	3	4	5	6
b) Há quanto tempo você tem sentindo-se uma pessoa muito nervosa?	1	2	3	4	5	6
c) Há quanto tempo você tem sentindo-se tão deprimido que nada pode animá-lo?	1	2	3	4	5	6
d) Há quanto tempo você tem sentindo-se calmo ou tranquilo?	1	2	3	4	5	6
e) Há quanto tempo você tem sentindo-se com muita energia?	1	2	3	4	5	6
f) Há quanto tempo você tem sentindo-se desanimado ou abatido?	1	2	3	4	5	6
g) Há quanto tempo você tem sentindo-se esgotado?	1	2	3	4	5	6
h) Há quanto tempo você tem sentindo-se uma pessoa feliz?	1	2	3	4	5	6
i) Há quanto tempo você tem sentindo-se cansado?	1	2	3	4	5	6

10. Durante as últimas 4 semanas, quanto de seu tempo a sua saúde física ou problemas emocionais interferiram em suas atividades sociais (como visitar amigos, parentes etc.)?

Todo tempo	A maior parte do tempo	Alguma parte do tempo	Uma pequena parte do tempo	Nenhuma parte do tempo
1	2	3	4	5

11. O quanto verdadeira ou falsa é cada uma das afirmações para você?

	Definitivamente verdadeiro	A maioria das vezes verdadeiro	Não sei	A maioria das vezes falso	Definitivamente falso
a) Costumo adoecer um pouco mais facilmente que as outras pessoas	1	2	3	4	5
b) Sou tão saudável quanto qualquer pessoa que conheço	1	2	3	4	5
c) Acho que a minha saúde vai piorar	1	2	3	4	5
d) Minha saúde é excelente	1	2	3	4	5

BOX 1-3. Escala de Qualidade de Vida WHOQOL – old
Instruções
Este questionário pergunta a respeito dos seus pensamentos, sentimentos e sobre certos aspectos de sua qualidade de vida.
Por favor, tenha em mente seus valores, esperanças, prazeres e preocupações. Pedimos que pense na sua

Vida nas duas últimas semanas.

Por exemplo, pensando nas duas últimas semanas, uma pergunta poderia ser:

O quanto você se preocupa com o que o futuro poderá trazer?

Nada	Muito pouco	Mais ou menos	Bastante	Extremamente
1	2	3	4	5

Você deve circular o número que melhor reflete o quanto você se preocupou com o seu futuro durante as duas últimas semanas. Então, você circularia o número 4 se você se preocupou com o futuro **Bastante**, ou circularia o número 1 se não tivesse se preocupado **nada** com o futuro. Por favor, leia cada questão, pense no que sente e circule o número na escala que seja a melhor resposta para você para cada questão.
As seguintes questões perguntam sobre **o quanto** você tem tido certos sentimentos nas últimas duas semanas.

1. Até que ponto as perdas nos seus sentidos (p. ex., audição, visão, paladar, olfato, tato) afetam a sua vida diária?

Nada	Muito pouco	Mais ou menos	Bastante	Extremamente
1	2	3	4	5

2. Até que ponto a perda de, por exemplo, audição, visão, paladar, olfato, tato, afeta a sua capacidade de participar em atividades?

Nada	Muito pouco	Mais ou menos	Bastante	Extremamente
1	2	3	4	5

3. Quanta liberdade você tem de tomar as suas próprias decisões?

Nada	Muito pouco	Mais ou menos	Bastante	Extremamente

4. Até que ponto você sente que controla seu futuro?

Nada	Muito pouco	Mais ou menos	Bastante	Extremamente
1	2	3	4	5

5. O quanto você sente que as pessoas ao seu redor respeitam a sua liberdade?

Nada	Muito pouco	Mais ou menos	Bastante	Extremamente
1	2	3	4	5

6. Quão preocupado você está com a maneira pelo qual irá morrer?

Nada	Muito pouco	Mais ou menos	Bastante	Extremamente
1	2	3	4	5

7. O quanto você tem medo de não poder controlar a sua morte?

Nada	Muito pouco	Mais ou menos	Bastante	Extremamente
1	2	3	4	5

AVALIAÇÃO EM FISIOTERAPIA GERIÁTRICA

8. O quanto você tem medo de morrer?

Nada	Muito pouco	Mais ou menos	Bastante	Extremamente
1	2	3	4	5

9. O quanto você teme sofrer dor antes de morrer?

Nada	Muito pouco	Mais ou menos	Bastante	Extremamente
1	2	3	4	5

As seguintes questões perguntam sobre **quão completamente** você fez ou se sentiu aptoa fazer algumas coisas nas duas últimas semanas.

10. Até que ponto o funcionamento dos seus sentidos (p. ex., audição, visão, paladar, olfato, tato) afeta a sua capacidade de interagir com outras pessoas?

Nada	Muito pouco	Médio	Muito	Completamente
1	2	3	4	5

11. Até que ponto você consegue fazer as coisas que gostaria de fazer?

Nada	Muito pouco	Médio	Muito	Completamente
1	2	3	4	5

12. Até que ponto você está satisfeito com as suas oportunidades para continuar alcançando outras realizações na sua vida?

Nada	Muito pouco	Médio	Muito	Completamente
1	2	3	4	5

13. O quanto você sente que recebeu o reconhecimento que merece na sua vida?

Nada	Muito pouco	Médio	Muito	Completamente

14. Até que ponto você sente que tem o suficiente para fazer em cada dia?

Nada	Muito pouco	Médio	Muito	Completamente
1	2	3	4	5

As seguintes questões pedem a você que informe o quanto você se sentiu satisfeito, feliz ou bem sobre vários aspectos de sua vida nas duas últimas semanas.

15. Quão satisfeito você está com aquilo que alcançou na sua vida?

Muito insatisfeito	Insatisfeito	Nem satisfeito nem insatisfeito	Satisfeito	Muito satisfeito
1	2	3	4	5

16. Quão satisfeito você está com a maneira com a qual você usa o seu tempo?

Muito insatisfeito	Insatisfeito	Nem satisfeito nem insatisfeito	Satisfeito	Muito satisfeito
1	2	3	4	5

(Continua.)

24 CAPÍTULO 1

BOX 1-3. *(Cont.)* Escala de Qualidade de Vida WHOQOL – old

17. Quão satisfeito você está com o seu nível de atividade?

Muito insatisfeito	Insatisfeito	Nem satisfeito nem insatisfeito	Satisfeito	Muito satisfeito
1	2	3	4	5

18. Quão satisfeito você está com as oportunidades que você tem para participar de atividades da comunidade?

Muito insatisfeito	Insatisfeito	Nem satisfeito nem insatisfeito	Satisfeito	Muito satisfeito
1	2	3	4	5

19. Quão feliz você está com as coisas que você pode esperar daqui para frente?

Muito infeliz	Infeliz	Nem feliz nem infeliz	Feliz	Muito feliz
1	2	3	4	5

20. Como você avaliaria o funcionamento dos seus sentidos (p. ex., audição, visão, paladar, olfato, tato)?

Muito ruim	Ruim	Nem ruim nem boa	Boa	Muito boa
1	2	3	4	5

As seguintes questões se referem a qualquer relacionamento íntimo que você possa ter. Por favor, considere estas questões em relação a um companheiro ou uma pessoa próxima com a qual você pode compartilhar (dividir) sua intimidade mais do que com qualquer outra pessoa em sua vida.

21. Até que ponto você tem um sentimento de companheirismo na sua vida?

Nada	Muito pouco	Mais ou menos	Bastante	Extremamente
1	2	3	4	5

22. Até que ponto você sente amor em sua vida?

Nada	Muito pouco	Mais ou menos	Bastante	Extremamente
1	2	3	4	5

23. Até que ponto você tem oportunidades para amar?

Nada	Muito pouco	Médio	Muito	Completamente
1	2	3	4	5

24. Até que ponto você tem oportunidades para ser amado?

Nada	Muito pouco	Médio	Muito	Completamente
1	2	3	4	5

BOX 1-4. Escala de Qualidade de Vida WHOQOL – *BREF*

Instruções

Este questionário é sobre como você se sentea respeito de sua qualidade de vida, saúdee outras áreas de sua vida. O que você acha de sua vida, tomando como referência as **duas últimas semanas.** Por exemplo, pensando nas últimas 2 semanas, uma questão poderia ser:

	Nada	Muito pouco	Médio	Muito	Completamente
Você recebe dos outros o apoio de que necessita?	1	2	3	4	5

Você deve circular o número que melhor corresponde ao quanto você recebe dos outros o apoio de que necessita nestas últimas 2 semanas. Portanto, você deve circularo número 4 se você recebeu "muito" apoio como abaixo.

	Nada	Muito pouco	Médio	Muito	Completamente
Você recebe dos outros o apoio de que necessita?	1	2	3	4	5

Você deve circular o número 1 se você não recebeu "nada" de apoio.

Por favor, leia cada questão, veja o que você acha e circule no número que lhe parece a melhor resposta.

		Muito ruim	Ruim	Nem ruim nem boa	Boa	Muito boa
1 (G1)	Como você avaliaria a sua quali-dade de vida?	1	2	3	4	5
		Muito insatisfeito	Insatisfeito	Nem satisfeito nem insatisfeito	Satisfeito	Muito satisfeito
2 (G4)	Quão satisfeito(a) você está com a sua saúde?	1	2	3	4	5

(Continua.)

BOX 1-4. *(Cont.)* Escala de Qualidade de Vida WHOQOL – *BREF*

As questões seguintes são sobre **o quanto** você tem sentido algumas coisas nas últimas 2 semanas.

		Nada	Muito pouco	Mais ou menos	Bastante	Extremamente
3 (F1.4)	Em que medida você acha que sua dor (física) impede você de fazer o que você precisa?	1	2	3	4	5
4 (F11.3)	O quanto você precisa de algum tratamento médico para levar a sua vida diária?	1	2	3	4	5
5 (F4.1)	O quanto você aproveita a vida?	1	2	3	4	5
6 (F24.2)	Em que medida você acha que a sua vida tem sentido?	1	2	3	4	5
7 (F5.3)	O quanto você consegue se concentrar?	1	2	3	4	5
8 (F16.1)	Quão seguro(a) você se sente em sua vida diária?	1	2	3	4	5
9 (F22.1)	Quão saudável é o seu ambiente físico (clima, barulho, poluição, atrativos)?	1	2	3	4	5

As questões seguintes perguntam sobre **quão completamente** você tem sentido ou foi capaz de fazer certas coisas nestas últimas 2 semanas.

		Nada	Muito pouco	Médio	Muito	Completamente
10 (F2.1)	Você tem energia suficiente para seu dia a dia?	1	2	3	4	5
11 (F7.1)	Você é capaz de aceitar sua aparência física?	1	2	3	4	5
12 (F18.1)	Você tem dinheiro suficiente para satisfazer suas necessidades?	1	2	3	4	5

13 (F20.1)	Quão disponíveis para você estão as informações de que precisa no seu dia a dia?	1	2	3	4	5
14 (F21.1)	Em que medida você tem oportunidades de atividade de lazer?	1	2	3	4	5

As questões seguintes perguntam sobre **quão bem ou satisfeito** você se sentiu a respeito de vários aspectos de sua vida nas últimas 2 semanas.

		Muito ruim	Ruim	Nem ruim nem bom	Bom	Muito bom
15 (F9.1)	Quão bem você é capaz de se locomover?	1	2	3	4	5

As questões seguintes perguntam sobre **quão bem ou satisfeito** você se sentiu a respeito de vários aspectos de sua vida nas últimas 2 semanas.

		Muito insatisfeito	Insatisfeito	Nem satisfeito nem insatisfeito	Satisfeito	Muito satisfeito
16 (F3.3)	Quão satisfeito(a) você está com o seu sono?	1	2	3	4	5
17 (F10.3)	Quão satisfeito(a) você está com sua capacidade de desempenhar as atividades do seu dia a dia?	1	2	3	4	5
18 (F12.4)	Quão satisfeito(a) você está com sua capacidade para o trabalho?	1	2	3	4	5
19 (F6.3)	Quão satisfeito (a) você está consigo mesmo?	1	2	3	4	5
20 (F13.3)	Quão satisfeito(a) você está com suas relações pessoais (amigos, parentes, conhecidos, colegas)?	1	2	3	4	5
21 (F15.3)	Quão satisfeito(a) você está com sua vida sexual?	1	2	3	4	5

(Continua.)

	Muito insatisfeito	Insatisfeito	Nem satisfeito nem insatisfeito	Satisfeito	Muito satisfeito
22 (F14.4)	Quão satisfeito(a) você está com o apoio que você recebe dos seus amigos? 1	2	3	4	5
23 (F17.3)	Quão satisfeito(a) você está com as condições do local onde mora? 1	2	3	4	5
24 (F19.3)	Quão satisfeito(a) você está com o seu acesso aos serviços de saúde? 1	2	3	4	5
25 (F23.3)	Quão satisfeito(a) você está com o seu meio de transporte? 1	2	3	4	5

As questões seguintes referem-se a com que frequência você sentiu ou experimentou certas coisas nas últimas 2 semanas.

	Nunca	Algumas vezes	Frequentemente	Muito frequentemente	Sempre
26 (F8.1)	Com que frequência você tem sentimentos negativos como mau humor, desespero, ansiedade, depressão? 1	2	3	4	5

AVALIAÇÃO EM FISIOTERAPIA GERIÁTRICA

BOX 1-5. Mini-Mental de Folstein (1975), traduzido e adaptado para língua portuguesa por Bertolucci *et al.* 1994

Orientação temporal (5 pontos) Dê um ponto para cada item	Ano
	Mês
	Dia do mês
	Dia da semana
	Semestre/Hora aproximada
Orientação espacial (5 pontos) Dê um ponto para cada item	Estado
	Cidade
	Bairro ou nome de rua próxima
	Local geral: que local é este aqui (apontando ao redor num sentido mais amplo: hospital, casa de repouso, própria casa)
	Andar ou local específico: em que local nós estamos (consultório, dormitório, sala, apontando para o chão)
Registro (3 pontos)	Repetir: GELO, LEÃO e PLANTA
Atenção e cálculo (5 pontos) Dê 1 ponto para cada acerto.	Subtrair 100–7= 93 –7= 86 –7= 79 –7= 72 –7= 65
Considere a tarefa com melhor aproveitamento.	Soletrar, inversamente, a palavra MUNDO = ODNUM
Memória de evocação (3 pontos)	Quais os três objetos perguntados anteriormente?
Nomear dois objetos (2 pontos)	Relógio e caneta
Repetir (1 ponto)	NEM AQUI, NEM ALI, NEM LÁ
Comando de estágios (3 pontos) Dê 1 ponto para cada ação correta)	Apanhe esta folha de papel com a mão direita, dobre-a ao meio e coloque-a no chão
Escrever uma frase completa (1 ponto)	Escreva alguma frase que tenha começo, meio e fim
Ler e executar (1 ponto)	FECHE SEUS OLHOS
Copiar diagrama (1 ponto)	
PONTUAÇÃO FINAL (escore = 0 a 30 pontos)	

AVALIAÇÃO DA AUTOIMAGEM E AUTOESTIMA

BOX 1-6. Escala de Qualidade de Vida WHOQOL – BREF

	Sim	Quase sempre	Algumas vezes	Quase nunca	Não
1. Gostaria de fazer exercícios físicos mais seguidos?					
2. Tenho problemas de saúde?					
3. Considero satisfatória minha situação financeira?					
4. Gostaria de ter maior êxito profissional?					
5. Gostaria de ter saúde diferente?					
6. Gostaria de estudar mais?					
7. Preocupo-me com minha situação financeira?					
8. Considero-me profissionalmente realizado?					
9. Sinto-me inferior aos meus colegas?					
10. Gosto de aprender?					
11. Sei encontrar soluções para os problemas que aparecem?					
12. Tenho boa memória?					
13. Tenho facilidade de criar ideias?					
14. Considero-me uma pessoa feliz?					
15. Tenho curiosidades em conhecer coisas novas?					
16. Tenho planos para o futuro?					
17. Sinto conflitos interiores?					
18. Considero-me uma pessoa realizada na vida?					
19. Gostaria de ser mais inteligente?					
20. Fico tenso e preocupado quando encontro problemas?					
21. Gostaria de ter memória melhor?					
22. O meu passado deveria ter sido diferente?					
23. Canso-me facilmente?					
24. Consegui, até agora, realizar o que pretendia na vida?					
25. Preocupo-me muito comigo mesmo?					
26. Interesso-me pelos outros?					

AVALIAÇÃO EM FISIOTERAPIA GERIÁTRICA

	Sim	Quase sempre	Algumas vezes	Quase nunca	Não
27. Aceito a minha vida como ela é?					
28. Tenho boas relações com as pessoas mais íntimas?					
29. Penso que os outros não têm consideração comigo?					
30. Relaciono-me bem com meus parentes?					
31. Parece-me que os outros têm vida melhor que a minha?					
32. Sinto-me abandonado pelos meus amigos?					
33. Sou dependente dos outros nas minhas necessidades econômicas?					
34. Sinto segurança em minhas atitudes?					
35. Considero-me uma pessoa tolerante?					
36. Tenho senso de humor?					
37. Tenho dúvidas sobre que atitude tomar?					
38. Aceito opiniões diferentes da minha?					
39. Sou uma pessoa triste?					
40. Acuso os outros de erros que eu cometo?					
41. Sinto-me magoado quando os outros me criticam?					
42. Sou uma pessoa medrosa?					
43. As opiniões dos outros têm influência sobre mim?					
44. Tenho certeza sobreo que está certo ou errado?					
45. Sou uma pessoa submissa?					
46. As convenções sociais me afetam?					
47. Sinto que os outros me evitam?					
48. Tenho medo da morte?					
49. Considero-me uma pessoa satisfeita?					
50. Se pudesse começar tudo de novo, gostaria de ter uma vida diferente?					

ANEXO F

Escala geriátrica de depressão de Yesavage *et al.* (1982) adaptada para a população brasileira por Almeida e Almeida (1999).

1. Você está basicamente satisfeito com sua vida?
   (   ) Sim   (   ) Não
2. Você deixou muitos de seus interesses e atividades?
   (   ) Sim   (   ) Não
3. Sente que sua vida está vazia?
   (   ) Sim   (   ) Não
4. Você se aborrece com frequência?
   (   ) Sim   (   ) Não
5. Você se sente de bom humor a maior parte do tempo?
   (   ) Sim   (   ) Não
6. Você tem medo de que algum mal aconteça a você?
   (   ) Sim   (   ) Não
7. Na maioria do tempo você se sente feliz?
   (   ) Sim   (   ) Não
8. Você sente que sua situação não tem saída?
   (   ) Sim   (   ) Não
9. Sente-se com mais problemas de memória que as outras pessoas?
   (   ) Sim   (   ) Não
10. Você prefere ficar em casa a sair e fazer coisas novas?
    (   ) Sim   (   ) Não
11. Você acha que é maravilhoso estar vivo agora?
    (   ) Sim   (   ) Não
12. Você se sente inútil nas atuais circunstâncias?
    (   ) Sim   (   ) Não
13. Você se sente cheio(a) de energia?
    (   ) Sim   (   ) Não
14. Acha que a sua situação é sem esperanças?
    (   ) Sim   (   ) Não
15. Acha que a maioria das pessoas está melhor que você?
    (   ) Sim   (   ) Não

A Escala de Depressão Geriátrica em versão reduzida de Yesavage GDS-15 foi projetada para a avaliação de depressão nas pessoas idosas. É composta de 15 perguntas negativas/afirmativas, sendo que o escore de 0 a 4 pontos indica que o indivíduo não tem tendência à depressão, acima de 5 pontos indica sintomas de depressão.

> **! Importante!**
>
> Quando da avaliação os sintomas estiverem relacionados com complicações musculoesqueléticas, é importante a aplicação dos testes especiais para confirmação ou exclusão de diagnóstico.

TESTES ESPECIAIS

Os testes especiais são descritos separadamente para cada articulação e são úteis para: confirmar uma hipótese diagnóstica, para diferenciar estruturas e para esclarecer sinais e sintomas difíceis.

Principalmente os testes de coluna (lombar e cervical) são muito úteis na formação ou no diagnóstico de muitos indivíduos que referem a dor lombar e a cervical como o principal sintoma, até mesmo porque se faz necessário diferenciar a dor sacroilíaca da dor lombar e para isto podemos utilizar os seguintes testes:

- *Teste de Gaenslen:* paciente em posição supina deixa uma das pernas cair por um dos lados da maca, enquanto a outra perna é flexionada em direção ao tronco. Essa posição deve aumentar a dor nas sacroilíacas no lado da perna caída.
- *Teste de Patrick:* paciente com o calcanhar sobre o joelho contralateral (quadril em flexão, abdução e rotação externa), exerce-se uma pressão para baixo sobre o joelho flexionado. Assim haveria dor na articulação sacroilíaca contralateral.
- *Compressão pélvica:* com o paciente em decúbito lateral exerce-se compressão pélvica, o que deve aumentar a dor ao nível da articulação sacroilíaca.
- *Discrepância de membro inferior:* tira a medida da espinha ilíaca anterossuperior até o maléolo medial.
- *Exames laboratoriais/complementares:*
  - A maioria das doenças reumáticas é diagnosticada por exames laboratoriais, por exemplo: as provas de reação inflamatória; VHS e PCR; o fator reumatoide, o HLAB27.
  - É importante que acompanhemos os resultados dos exames de laboratório para que possamos ter noção do quanto a patologia está em atividade ou não (principalmente a atividade inflamatória), algo que fica difícil de avaliar simplesmente a olho nu.
- *Imagens radiográficas:* são utilizadas para confirmar ou não uma suspeita clínica e fazem parte da avaliação; onde podem ser incluídos a radiografia, a ressonância magnética, a tomografia computadorizada e até mesmo a cintilografia.
- *Objetivos fisioterapêuticos a curto/médio e longo prazos:* como se pretende definir as metas de trabalho em cada uma destas fases, é claro que para isto precisamos ter bem definido quais são os sintomas e complicações decorrentes de cada uma das fases.
- *Conduta fisioterapêutica:* para que se estabeleça a conduta ideal de intervenção, é muito importante que o indivíduo realize uma avaliação completa para que se possam definir objetivos claros em curto, médio e longo prazos.

Quando falamos de afecções crônicas não podemos esquecer que o mais importante para estes indivíduos é a função e a qualidade de vida, e que este tratamento também necessita ser acompanhado em longo prazo, até porque a intervenção deve acompanhar a evolução clínica e sintomática do indivíduo.

BIBLIOGRAFIA

Almeida OP, Almeida SA. Short versions of the geriatric depression scale: a study of their validity for the diagnosis of a major depressive episode according to ICD-10 and DSM-IV. International J Geriatri Psychiatr. 1999;14(10):858-65.

Bertolucci et al. O mini-exame do estado mental em uma população geral. Arq Neuropsiquiatr. 1994;52(1):1-7.

Chiarello B, Driusso P, Radl ALM. Manuais de fisioterapia – Fisioterapia reumatológica. Barueri: Manole; 2005.

David C, Lloyd J. Reumatologia para fisioterapeutas. São Paulo: Premier. 2001.

Fleck SJ, Kraemer WJ. Fundamentos do treinamento de força muscular. 2. ed. Porto Alegre: Artes Médicas; 1999. p. 247.

Freitas EV, et al. Tratado de geriatria e gerontologia. Rio de Janeiro: Guanabara Koogan; 2002. p. 613.

Golding DN. Reumatologia em medicina e reabilitação. São Paulo: Atheneu; 2001.

Kauffman TL, et al. Manual de reabilitação geriátrica. Rio de Janeiro: Guanabara Koogan; 2001.

Magee DJ. Avaliação músculo-esquelética. 4. ed. São Paulo: Manole; 2005.

Wibelinger LM. Fisioterapia em reumatologia. Rio de Janeiro: Revinter; 2009.

SÍNDROME DA FRAGILIDADE

CAPÍTULO 2

Lia Mara Wibelinger

INTRODUÇÃO

Enquanto a incapacidade está relacionada com as alterações ou perdas de determinada função do nosso organismo, a fragilidade indica que está ocorrendo um estado de instabilidade e que pode ocasionar uma perda de movimentos ou funções do organismo.

Esta síndrome está relacionada com uma série de declínios em múltiplos domínios fisiológicos, o que inclui as alterações de força muscular, massa muscular, flexibilidade, equilíbrio, coordenação e função cardiovascular, que são fatores predisponentes ao risco elevado para quedas, declínio funcional, hospitalização e até mesmo a morte em algumas situações.

A qualidade de vida também se apresenta alterada nestes indivíduos, pois além de causar aumento da sobrecarga dos cuidadores e altos custos com cuidados à saúde, também são necessárias intervenções não farmacológicas que possam prevenir, retardar ou impedir a progressão da fragilidade.

Além disso, também pode estar relacionada com vários fatores, dentre estes a dependência e dificuldade nas atividades de vida diária, a vulnerabilidade e a ocorrência de doenças crônico-degenerativas.

Pode ser considerada como um quadro clínico de declínio funcional, pois quando seus portadores se encontram sob condições de estresse, os mesmos têm reduzida a habilidade para realizar suas atividades de vida diária (AVD's).

Com as alterações que ocorrem na perda de massa e força muscular, de equilíbrio e nas AVD´s, é de fundamental importância que o idoso, com síndrome da fragilidade, realize tratamento fisioterapêutico para que se possa retardar todas as consequências físicas que essa síndrome ocasiona para o corpo, a fim de melhorar sua qualidade de vida.

Embora esteja associada à idade, a síndrome não resulta, exclusivamente, do envelhecimento, portanto, nem todo idoso torna-se frágil. A fragilidade, no entanto, está relacionada com a presença de doenças concomitantes, que embora não sejam graves, têm seus efeitos percebidos mais facilmente por causa do processo de envelhecimento em si.

A síndrome da fragilidade pode ser considerada uma síndrome clínica e, que não é muito divulgada. Tem sido utilizada na prática para designar, dentre a população de idosos, aqueles que apresentam características clínicas específicas atribuídas ao envelhecimento e que são associadas à existência de comorbidades, como por exemplo:

- Diminuição da massa e da força muscular.
- Alteração da marcha e do equilíbrio.
- Anorexia e perda de peso progressiva e involuntária.

- Maior risco de o idoso sofrer quedas.
- Incontinência urinária.
- Hospitalização e morte.
- Fadiga.
- Fraqueza muscular.
- Diminuição da velocidade de caminhada.
- Baixa atividade física. Perda de peso não intencional.
- Fraqueza muscular.
- Cansaço.
- Percepção de exaustão.
- Anorexia.
- Sedentarismo.
- Mudança na forma de caminhar e no equilíbrio.

CRITÉRIOS PARA IDENTIFICAÇÃO DA SÍNDROME DA FRAGILIDADE NO IDOSO PROPOSTOS POR FRIED *ET AL.*

- Perda de peso não intencional.
- Exaustão avaliada por autorrelato de fadiga.
- Diminuição da força de preensão manual.
- Baixo nível de atividade física.
- Diminuição da velocidade de caminhada:
  - Três ou mais destes critérios = frágil.
  - Um ou dois critérios = pré-frágil = risco aumentado para tornar-se frágil em 3-4 anos.

TRATAMENTO

Atualmente não existe tratamento específico para a síndrome da fragilidade.

Os programas de exercícios são apontados como a intervenção com maior potencial para a melhora da função física, apesar de haver poucas evidências que comprovem os efeitos benéficos nos idosos, pois existem poucos estudos que avaliaram os efeitos de programas de exercícios na fragilidade, o que ainda limita as evidências científicas.

Apesar disso, recomenda-se que a realização periódica de uma avaliação global do idoso por uma equipe multidisciplinar seja essencial para que se possa fazer o acompanhamento das condições físico-funcionais desses indivíduos, o que pode vir a prevenir quadros de total incapacidade.

Tratamento Fisioterapêutico

Os resultados terapêuticos promovidos pela fisioterapia são bastante significativos na população idosa com esta síndrome. Entretanto, não existe um consenso sobre qual seria o tratamento mais indicado para a mesma.

Com enfoque na prevenção e no tratamento de doenças crônicas, na reabilitação precoce, na orientação psicológica e no suporte social e familiar, é possível prevenir o declínio das funções do organismo, evitando assim a complicação da síndrome da fragilidade, reduzindo a hospitalização e a mortalidade. Uma das formas mais eficazes de preservação da mobilidade é o fortalecimento das pernas, evitando-se as quedas e os prejuízos para a saúde, de forma geral.

SÍNDROME DA FRAGILIDADE

A reabilitação física do portador da síndrome da fragilidade não deve incluir apenas o tratamento fisioterapêutico, mas deve incluir, também:

- Boa alimentação.
- Autocuidado.
- Medidas preventivas contra a ocorrência de queda (retirar tapetes da casa, uso de piso antiderrapante, corrimão em escadas, boa iluminação na residência).
- Prática de alguma atividade física diária (p. ex., caminhada) que seja adequada ao paciente.
- Participação da família em todo o processo de tratamento e acompanhamento clínico do idoso com síndrome de fragilidade.

Avaliação Fisioterapêutica
- Dor.
- Amplitude de movimento.
- Força muscular.
- Equilíbrio.
- Quedas.
- Deformidades.
- Rigidez.
- Encurtamentos musculares.
- Marcha.
- Capacidade funcional.
- Autopercepção de saúde e função (autorrelatada e medida de desempenho).

Objetivos de Tratamento
- Aumento da amplitude de movimento articular.
- Melhora do desempenho do idoso durante toda e qualquer AVD.
- Melhora da velocidade da marcha.
- Melhora do equilíbrio.
- Prevenção de deformidades.
- Aumento da capacidade funcional.
- Melhora ou manutenção da força muscular.
- Redução no número de quedas.
- Aumento da sensação de bem-estar físico e mental geral.

Conduta Fisioterapêutica
Exercícios de Fortalecimento Muscular
- Fortalecimento de quadríceps, dos músculos dos membros inferiores e superiores.
- Exercícios isotônicos de baixa e alta resistência promoverão aumento da força muscular nos músculos dos braços e pernas.
- Fortalecimento excêntrico em um ciclo ergômetro de membros inferiores.
- Exercícios de mobilidade, flexibilidade.
- Exercícios de equilíbrio.
- Exercícios de coordenação motora.
- Exercícios de condicionamento físico e cardiorrespiratório.
- Treino de marcha.

- Treino funcional (focando o treinamento de habilidades funcionais = alcançar objetos, levantar-se da cadeira, arremessar).
- Intervenção fisioterapêutica no domicílio com base na adaptação ambiental + prescrição de dispositivo de auxílio + exercícios.
- Exercícios na hidroterapia.

Exemplos de Exercícios

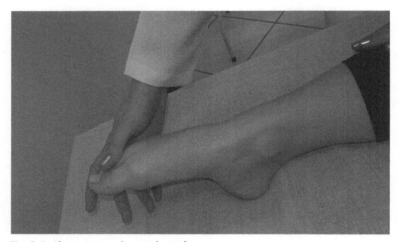

Fig. 2-1. Alongamento de membro inferior.

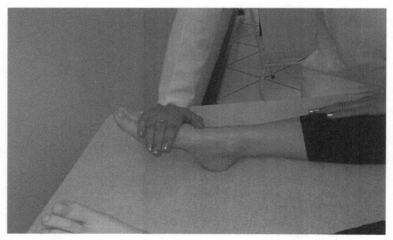

Fig. 2-2. Exercícios de resistência.

SÍNDROME DA FRAGILIDADE 39

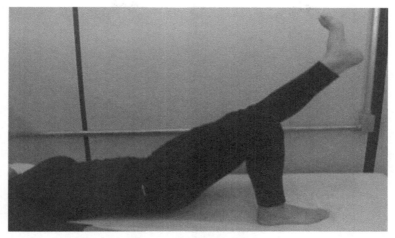

Fig. 2-3. Exercícios de alongamento de membro inferior.

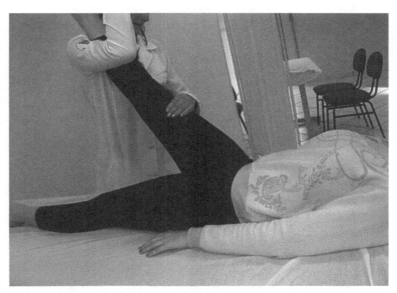

Fig. 2-4. Alongamento de membro inferior.

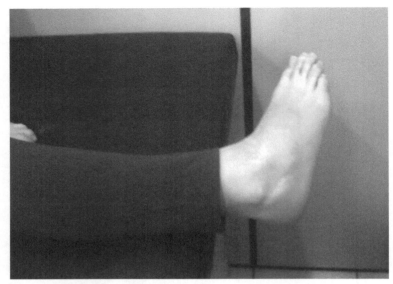

Fig. 2-5. Mobilidade de tornozelo e pé.

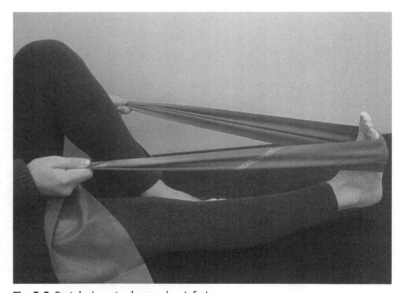

Fig. 2-6. Fortalecimento de membro inferior.

SÍNDROME DA FRAGILIDADE

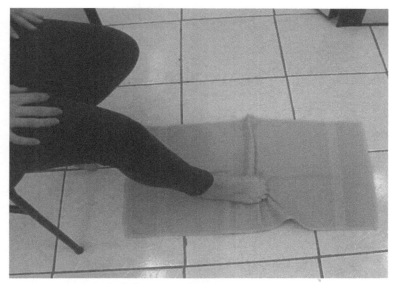

Fig. 2-7. Mobilidade de dedos, tornozelo e pé.

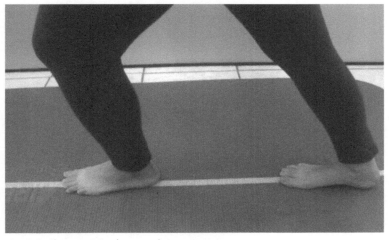

Fig. 2-8. Alongamento de musculatura posterior.

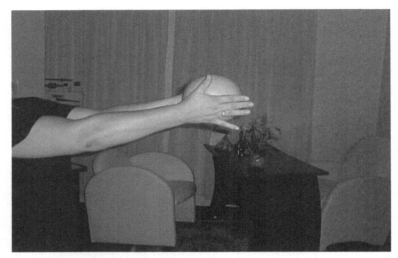

Fig. 2-9. Fortalecimento de membro superior.

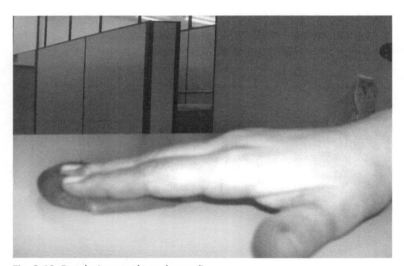

Fig. 2-10. Fortalecimento de punho e mão.

BIBLIOGRAFIA

Bonardi G, Souza VB, Moraes JF. Incapacidade funcional e idosos: um desafio para os profissionais de saúde. Sci Med. 2007;17(3):138-9.

Fairhall N, Aggar C, Kurrle SE, et al. Frailty Intervention Trial (FIT). BMC Geriatr. 2008;8:27.

Farinasso AL, Marques S, Rodrigues RA, et al. Capacidade funcional e morbidades referidas de idosos em uma área de abrangência do PSF. Rev Gaúch Enferm. 2006;27(1):45-52.

Fried LP, Tangen CM, Walston J et al. Frailty in older adults: evidence for a phenotype. J Gerontol Med Sci. 2001;56(3):M146-56.

Nowak A, Hubbard RE. Falls and frailty: lessons from complex systems. J R Soc Med. 2009;102(3):98-102.

Pelegrin AK, Araújo JA, Costa LC, et al. Idosos em uma instituição de longa permanência de Ribeirão Preto: níveis de capacidade funcional. Arq Ciênc Saúde. 2008;15(4):182-8.

Rodrigues RA, Scudeller PG, Pedrazzi EC, et al. Morbidity and interference in seniors functional ability. Acta Paul Enferm. 2008;21(4):643-48.

Rolfson DB, Majumdar SR, Tsuyuki RT, et al. Validity and reliability of the Edmonton Frail Scale. Age Ageing. 2006;35(5):526-9.

Santos RL, Virtuoso Jr JS. Confiabilidade da versão brasileira da escala de atividades instrumentais da vida diária. Rev Bras Prom Saúde. 2008;21(4):290-6.

Silva SL, Vieira RA, Arantes P, et al. Avaliação de fragilidade, funcionalidade e medo de cair em idosos atendidos em um serviço ambulatorial de geriatria e gerontologia. Fisioter Pesqui. 2009;16(2):120-5.

Varela-Pinedo L, Ortiz-Saavedra PJ. Síndrome de fragilidad en adultos mayores de la comunidad de Lima Metropolitana. Rev Soc Peru Med Interna. 2008;21(1):11-5.

Veras RP, Caldas CP, Coelho FD, et al. Promovendo a saúde e prevenindo a dependência: identificando indicadores de fragilidade em idosos independentes. Rev Bras Geriatr Gerontol. 2007;10(3):355:70.

Wibelinger LM. Fisioterapia em geriatria. Rio de Janeiro: Revinter; 2015.

DOENÇA DE PARKINSON

CAPÍTULO 3

Lia Mara Wibelinger

INTRODUÇÃO

A doença de Parkinson (DP) é uma doença neurodegenerativa que ocorre quando as células nervosas do cérebro que produzem dopamina são destruídas lentamente. Sem a dopamina, as células nervosas dessa parte do cérebro não podem enviar mensagens de modo correto. Isso leva à perda da função muscular. O dano piora com o tempo. A causa exata do desgaste destas células do cérebro é desconhecida. Manifesta-se com maior frequência depois dos 50 anos de idade, sendo um dos distúrbios nervosos mais comuns dos idosos, e acomete tanto homens quanto mulheres, sendo que em alguns casos pode ser hereditária, principalmente quando acomete uma pessoa jovem.

O aparecimento destes sinais, supostamente, tem origem neuroquímica e essa deficiência é secundária a uma degeneração dos neurônios da substância negra, que remete seus axônios para o núcleo caudado e putâmen.

A causa desta afecção é desconhecida, mas existem alguns tipos de parkinsonismo.

A DP é classificada por O'Sullivan, em 1993, como:

- *Parkinsonismo idiopático:* este grupo inclui a DP verdadeira, ou paralisia agitante, sendo a forma mais frequente entre as pessoas de meia-idade ou idosas.
- *Parkinsonismo pós-infeccioso (parkinsonismo pós-encefálico):* este tipo de parkinsonismo, segundo se teoriza, é causado por encefalite viral, sendo, atualmente, pouco frequente.
- *Parkinsonismo tóxico*: sintomas parkinsonianos ocorrem em indivíduos expostos a alguns venenos industriais, agentes químicos e algumas drogas.
- *Parkinsonismo arteriosclerótico (parkinsonismo vascular)*: o envolvimento arteriosclerótico e o infarto do tronco cerebral envolvendo a substância negra, os tratos nigroestriais, ou gânglios de base, também podem gerar sintomas de parkinsonismo.
- *Parkinsonismo atípico*: este representa um grupo de várias patologias, onde é muito comum haver uma síndrome parkinsoniana associada a outras anormalidades neurológicas.
- *O diagnóstico da doença é feito com base na história clínica do paciente e no exame neurológico:* não há nenhum teste específico para o seu diagnóstico ou para sua prevenção.

CARACTERÍSTICAS CLÍNICAS

Os sinais clínicos da DP são constituídos, principalmente, pela tríade: tremor, rigidez e bradicinesia. Os sinais e sintomas da DP são de início insidioso e assimétrico, podendo, qualquer uma de suas manifestações, aparecer isoladamente ou em associação, podendo variar de paciente para paciente.

Bradicinesia

Corresponde à dificuldade de iniciar o movimento, e a lentidão e pobreza de movimentos que tais pacientes exibem. Os movimentos voluntários e automáticos estão reduzidos em sua velocidade, alcance e amplitude (hipocinesia). A bradicinesia resulta da falta de integração da informação sensitiva pelos gânglios da base, com uma alteração no planejamento motor e na facilitação do movimento. A bradicinesia da mão dominante leva a uma escrita lenta e com letra pequena (micrografia) e à dificuldade nas AVD's. A face do paciente também é alterada, perde a expressão espontânea.

Reflexos Posturais

As reações de endireitamento, equilíbrio e extensão protetora estão todas diminuídas. Quando o equilíbrio se perde, os ajustes compensatórios imediatos, necessários para que seja recuperado o equilíbrio, ficam reduzidos. Se o paciente chega a cair, poderão estar ausentes as respostas protetoras, resultando em lesões frequentes.

Na medida em que os reflexos posturais falham, o paciente colapsa na cadeira quando tenta sentar-se (senta-se em bloco).

Serve para diferenciar o Parkinson de outras alterações motoras. Correspondem a um alentecimento dos movimentos, especialmente os automáticos, havendo uma pobreza geral da movimentação. Na instabilidade postural os pacientes experimentam dificuldades crescentes durante atividades dinâmicas desestabilizantes, como: alcance funcional, andar e virar. A propriocepção muscular e articular, o sistema vestibular e a visão são algumas das fontes de alimentação do sistema extrapiramidal no controle do tono postural. Os pacientes assumem uma postura muito característica, com a cabeça em ligeira flexão, tronco ligeiramente inclinado para frente, flexão moderada da perna sobre a coxa e do antebraço sobre o braço, com exagero da pinça digital nas mãos e o tronco fletido ventralmente.

Tremor

É definido como surtos involuntários rítmicos, alternados de movimento de grupos musculares antagonistas, ocorrendo cerca de 4 a 7 oscilações por segundo.

O tremor parkinsoniano que clinicamente foi descrito como sendo de repouso, exacerba-se durante a marcha, no esforço mental e em situações de tensão emocional, diminui com a movimentação voluntária do segmento afetado e desaparece com o sono. Nem sempre o tremor aparece no repouso porque, à medida que a doença avança, ele pode ocorrer com o movimento.

O paciente apresenta o clássico tremor de "rolar pílulas" que envolve o polegar e o indicador. Ele está presente nas extremidades e pode ocorrer nos lábios, queixo e língua.

Rigidez

É outra anormalidade motora quase sempre presente na síndrome parkinsoniana. Trata-se de uma forma de hipertonia denominada plástica, em que a resistência à movimentação passiva é uniforme ao longo de toda a excursão do segmento mobilizado (roda denteada) e em todas as direções.

A rigidez pode ter distribuição desigual, iniciando, frequentemente, em um membro, ou em um dos lados, e, eventualmente, disseminando-se até envolver todo o corpo. Ela aumenta com tensão nervosa ou nos ambientes frios.

Um dos primeiros sinais de rigidez é a perda dos movimentos associados dos braços durante o andar. Os casos mais avançados mostram extensão do punho, flexão das articulações metacarpofalangianas e hipertensão das articulações interfalangianas.

Embora a rigidez não seja responsável pela escassez de movimento que caracteriza o parkinsonismo, indubitavelmente contribui para ela.

Fenômeno de Parada (ou de Congelamento)

É uma incapacidade transitória na execução de movimentos ativos. Ele afeta mais comumente as pernas ao andar, mas também pode envolver a abertura das pálpebras. A parada ocorre subitamente e é transitória, durando, no máximo, alguns segundos de cada vez. Os pés parecem "grudados no solo" e, então, subitamente, "se desprendem," possibilitando que o paciente caminhe novamente.

O congelamento costuma ocorrer quando o paciente começa a andar, tentar voltar quando está caminhando ou quando teme não ser capaz de lidar com barreiras como portas giratórias, corredores estreitos ou ruas com tráfego pesado. A combinação de congelamento e perda dos reflexos posturais pode resultar em quedas, que são responsáveis por alta incidência de fraturas de quadril em pacientes com DP.

Fadiga

Em pacientes com parkinsonismo completamente desenvolvido, a fadiga é um dos sintomas mais comumente relatados. Atos motores repetitivos podem ter um começo vigoroso, mas perdem a força à medida que progride a atividade. O desempenho diminui dramaticamente após um grande esforço físico ou tensão mental. O repouso ou sono pode restaurar a mobilidade.

Fala

A rigidez e a bradicinesia dos músculos respiratórios, pregas vocais, músculos faríngeos, língua e lábios resultam na fala lenta e monótona de baixo volume.

Postura

A anormalidade postural é comum. Na posição ortostática, há ligeira flexão em todas as articulações, com os joelhos e quadris um pouco flexionados, os ombros arqueados e a cabeça para frente.

Marcha

O padrão de marcha do paciente é altamente estereotipado e caracterizado por um empobrecimento dos movimentos. Nos membros inferiores, os movimentos de quadris, joelhos e tornozelos estão reduzidos, com falta generalizada de extensão nas três articulações. Os movimentos de tronco e pelve também estão reduzidos, resultando em uma diminuição do comprimento dos passos e oscilação recíproca dos braços.

Dor

Embora os pacientes não sofram de deficiências sensitivas primárias, muitos vivenciam desconforto ou dor semelhante a cãibras, sendo que estas sensações podem resultar da falta de movimentos, espasmos musculares sustentados, posturas inadequadas ou tensão ligamentar.

Intelecto

Geralmente preservado nos estágios iniciais, é observada deterioração à medida que a doença progride, incluindo lentidão nos processos de raciocínio (bradifrenia), perda de memória e alterações de personalidade (p. ex., passividade, dependência, indecisão). Demência e depressão afetam mais de dois terços dos pacientes.

TRATAMENTO MEDICAMENTOSO

Dentre os tratamentos medicamentosos, os que contêm levodopa são os mais eficazes para aliviar a maioria dos sinais e sintomas, em especial a lentidão e a escassez de movimento voluntário. A levodopa geralmente é administrada em combinação com um fármaco que impede seu metabolismo fora do cérebro, caso contrário são utilizados inibidores de recaptação de serotonina, como fluoxetina ou sertralina.

A maioria dos portadores da DP não sofre de deficiências sensitivas primárias, muitos vivenciam desconfortos ou dor semelhantes a cãibras, que são mal localizadas e, com isso, se evidenciam os efeitos do descondicionamento musculoesquelético generalizado.

TRATAMENTO FISIOTERAPÊUTICO

Embora a terapia farmacológica seja base do tratamento, a fisioterapia também tem sua importância, promovendo exercícios que mantêm ativos os músculos e preservam a mobilidade, pois um programa de exercícios para o paciente com DP deve basear-se nos padrões de movimentos funcionais que envolvam prontamente diversos segmentos corporais. Devem ser enfatizados movimentos extensores, abdutores e rotatórios.

Sabe-se que o parkinsoniano pode desenvolver diversas dificuldades além dos problemas relacionados com a motricidade, que são os mais explícitos. Conforme argumentação de Limongi, em 2001, o paciente terá grandes chances de apresentar distúrbios fonoaudiológicos e nutricionais decorrentes da doença, isso porque a rigidez e a bradicinesia podem resultar em dificuldades na comunicação e alimentação. Também ocorre com grande frequência o aparecimento da depressão, que pode estar relacionada com a impossibilidade de executar tarefas simples. Muitos desses sintomas levam, "não raro, ao isolamento social do indivíduo". Desse modo há que se destacar a necessidade da presença de fisioterapeutas, fonoaudiólogos, nutricionistas e psicólogos para que haja melhora significativa no quadro clínico do indivíduo. Obviamente não se deve desconsiderar a importância da busca, pelo próprio paciente, por melhora, pois é a partir do mesmo que se inicia o tratamento.

A reabilitação deve conter exercícios para postura, que se relacionam com o equilíbrio e exercícios respiratórios, principalmente para pessoas com a doença enquadrando-se em estados avançados. O paciente poderá, em alguns casos, realizar os exercícios em casa, entretanto, para um bom resultado, muitas vezes será necessária a ajuda de familiares ou cuidadores, acompanhando ou supervisionando os exercícios. Considera-se de fundamental importância a realização de exercícios em grupo em decorrência da diminuição da depressão associada à doença.

Com relação aos aspectos psicológicos, é relevante citar a participação da psicoterapia na intervenção, pois se verifica que por meio dela o indivíduo pode mudar sua visão com relação a si mesmo e à doença, posição essa de extrema importância para sua reinserção no meio social ao qual pode estar alienado. Além da psicoterapia, há a necessidade do acompanhamento por um neuropsicólogo que avaliará as funções cognitivas e irá compará-las ao comportamento apresentado.

O nutricionista insere-se no contexto relacionado com a dificuldade para alimentar-se não apenas causada pelo problema motor, mas também por uma dificuldade na deglutição. Ao aspecto nutricional soma-se ainda o fato de ter que haver um controle na ingestão de proteínas em decorrência da dificuldade na absorção do medicamento levodopa em indivíduos cuja dieta apresenta-se hiperproteica. Com um regime alimentar adequado, pode-se obter mais energia, a medicação terá ação mais efetiva e a qualidade de vida pode melhorar consideravelmente.

Trabalhando em conjunto com os profissionais supracitados estão os neurologistas, neuropsiquiatras e inúmeros outros cuja intervenção é indispensável para a fluidez do tratamento.

Avaliação Fisioterapêutica
- Amplitude de movimento articular.
- Força muscular.
- Marcha.
- Postura.
- Equilíbrio.
- Funcionalidade.

Objetivos de Tratamento
- Manter ou melhorar a amplitude de movimento em todas as articulações.
- Proporcionar a melhora do padrão de marcha.
- Prevenir ou retardar o surgimento de contraturas e deformidades.
- Corrigir posturas compensatórias.
- Alongamento muscular global.
- Fortalecimento muscular.
- Treino de coordenação motora.
- Retardar também o surgimento de contraturas e deformidades.
- Prevenir as atrofias musculares.
- Promover e incrementar o funcionamento motor e a mobilidade.
- Melhorar as condições respiratórias, a expansibilidade pulmonar e a mobilidade torácica.
- Manter ou aumentar a independência funcional nas atividades de vida diária.
- Melhorar a autoestima.
- Retardar ou minimizar a progressão e os efeitos dos sintomas da doença.

Conduta Fisioterapêutica
- Exercícios e técnicas com bola suíça para ganho e melhora da estabilidade.
- Exercícios de treino de equilíbrio e de mobilidade dos tecidos moles por meio de alongamentos autoassistidos.
- Melhora da postura em flexão pela compensação postural, equilíbrio e alinhamento.
- Exercícios de Kabat e Bobath.
- Exercícios de alongamento e fortalecimento globais.
- Exercícios posturais e de equilíbrio, todos eles associados a movimentos respiratórios, oferecendo ao paciente as condições ideais ou próximas disso, para que possa realizar atividades mais facilmente:
  - Pompagem cervical, torácica e esternal.
  - Tração cervical sempre associada à respiração (inspirar e expirar).

- Alongamento passivo do músculo trapézio, fibra superior, músculos escalenos, músculo esternocleidomastóideo sempre associado à respiração (inspirar e expirar).
- Alongamento ativo de flexão, extensão, rotação da cervical, lateralização da cabeça, alongamento da musculatura retraída da cervical (pescoço) com a utilização da bola trabalhando junto ao equilíbrio, coordenação e dissociação de cinturas escapulares e pélvicas.
- Conscientização corporal com alinhamento da linha média.
- Relaxamento da musculatura-tronco na parte dorsal com técnicas de Effleurage, deslizamento superficial e profundo, Petrissage transversal e fricção.
- Técnicas de pompagem, tração e alongamento têm grandes resultados na retração da musculatura da coluna cervical, dando melhor conforto e equilíbrio para a paciente.
- Exercícios de amplitude de movimento: ativos, ativos assistidos ou passivos.
- Exercícios de relaxamento.
- Cinesioterapia: treino de marcha (base larga, aumento e diminuição de base de apoio), mobilização dos músculos da face.
- Exercícios respiratórios.
- Hidrocinesioterapia (exercícios em grupo), *bad ragaz, watsu e Halliwick*.

Exemplos de Exercícios

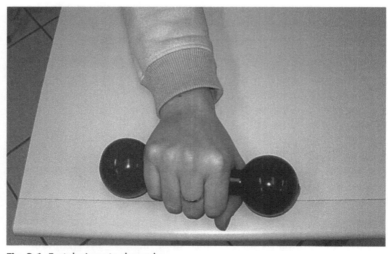

Fig. 3-1. Fortalecimento de punho.

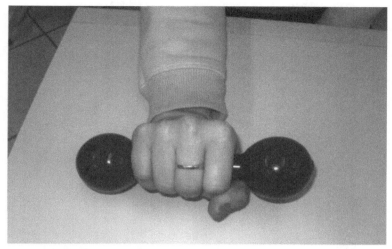

Fig. 3-2. Treino de preensão palmar (abrir e fechar a mão segurando o peso).

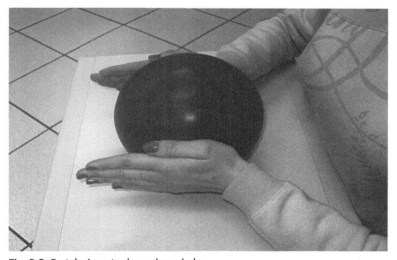

Fig. 3-3. Fortalecimento de punho e dedos.

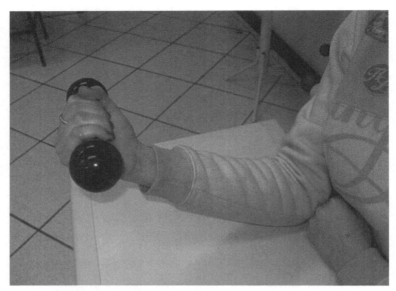

Fig. 3-4. Fortalecimento de membro superior.

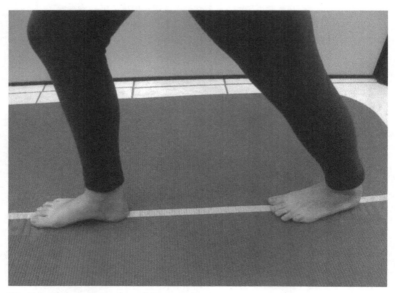

Fig. 3-5. Alongamento de cadeia posterior.

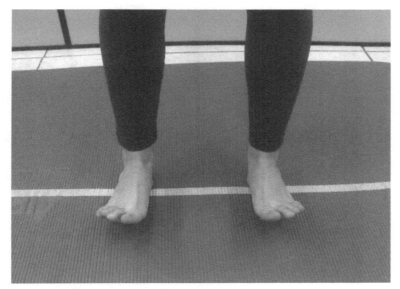
Fig. 3-6. Equilíbrio e propriocepção.

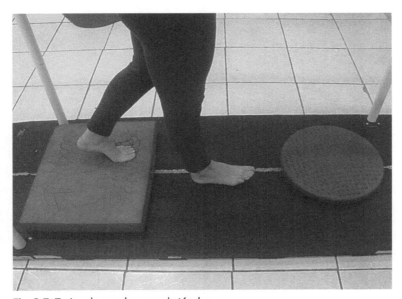
Fig. 3-7. Treino de marcha com obstáculos.

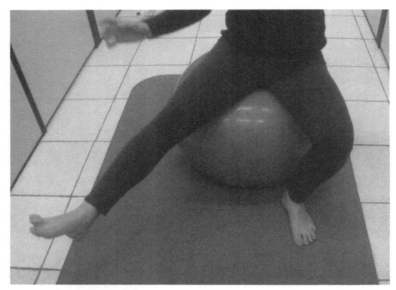
Fig. 3-8. Dissociação de cinturas.

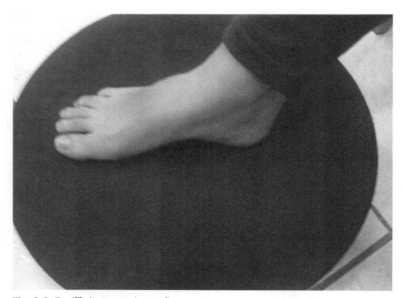
Fig. 3-9. Equilíbrio e propriocepção.

BIBLIOGRAFIA

American Psychiatric Association. Manual diagnóstico e estatístico de transtornos mentais. Porto Alegre: Artmed; 2002.

Beate C. Bola suíça – Teoria e exercícios básicos e aplicação clínica. São Paulo: Manole; 1999:280-304.

Bennet JC, Plum F. Cecil tratado de medicina interna. 20. ed. Rio de Janeiro: Guanabara Koogan; 1997.

Braga A, Xavier LILA, Machado OPR. Fisioterapia em movimento: benefícios do treinamento resistido na reabilitação da marcha e equilíbrio nos portadores da doença de Parkinson. Goiânia: Champagnat; 2003.

Haase DCBV, Machado DC, Oliveira JGD. Atuação da fisioterapia no paciente com doença de Parkinson. Fisioter Mov. 2008;21(1):79-85.

Delisa AJ, Gans MB. Tratado de medicina de reabilitação. São Paulo: Manole; 2022. p. 1094.

Delisa AJ, Gans MB. Tratado de medicina de reabilitação: princípios e prática. 3. ed. São Paulo: Manole; 2002.

Dias NP, Fraga DA, Cacho EWA, et al. Treino de marcha com pistas visuais no paciente com doença de Parkinson. Revista Fisioterapia em Movimento, Curitiba. 2005;18(4):43-51.

Fahn S, Sulzer D. Neurodegeneration and neuroprotection in Parkinson's Desease. The journal of the American Society for Experimental NeuroTherapeutics. 2004:147.

Freitas EV, Ligia PNLA, Xavier AH. Tratado de geriatria e gerontologia. Rio de Janeiro: Guanabara Koogan; 2022. p. 197.

Gasparoli E, Delibori D, Polesello G, et al. Clinical predictors in Parkinson's Disease. Neurol Sci.

Gil R. Neuropsicologia. 2. ed. São Paulo: Santos; 2005. p. 577-578.

Goulart F, Pereira XL. Fisioterapia e pesquisa: o uso de escalas para avaliação da doença de Parkinson em fisioterapia. Belo Horizonte. 2004;11(1):49-56.

Hall JS. Organização estrutural dos músculos esqueléticos. Rio de Janeiro: Guanabara Koogan; 2005. p. 143-253.

Hansen TJ, Koeppen MB. Organização do músculo esquelético: atlas de fisiologia humana de Netter. São Paulo: Artmed; 2003. p. 70.

Ishihara K, Shiota J, Kanamura M, et al. A clinicopathological study of dopa nonresponsive Parkinson's desease. 44th annual meeting of the japanese society of neurophatology. Japan. 2003:A23.

Kandel E, Schwartz J, Jessell T. Princípios da neurociência. 4. ed. São Paulo: Manole; 2003.

Kisner C, Allen L. Exercicios terapêuticos fundamentos e técnicas. São Paulo: Manole; 2005. p. 171.

Kolb B, Whishaw I. Fundamentals of human neuropsychology. 5th ed. USA: WH Freeman; 2003.

Limongi J. Conhecendo melhor a doença de Parkinson. São Paulo: Plexus; 2001.

Lozano A, Kalia S. Novos movimentos em Parkinson. Viver mente & cérebro. 2006;21:23-4.

Meneses M, Teive H. Doença de Parkinson. Rio de Janeiro: Guanabara Koogan; 2003.

O'Sullivan SB, Schmitz TJ. Doença de Parkinson. In: O'Sullivan SB, Schmitz TJ. Fisioterapia: avaliação e tratamento. 2. ed. São Paulo: Manole; 1993.

Oliveira NMA. Wgate: tratamento fisioterapêutico na doença de Parkinson, no paciente com inclinação e rotação da coluna cervical. C N Fisio. 1999.

Pereira MG. Epidemiologia teoria e prática. Rio de Janeiro: Guanabara Koogan, 1995:187.

Porto CC. Exame clínico. 5. ed. Rio de Janeiro: Guanabara Koogan; 2004:160.

Rebelato RJ, Geraldo JMS. Fisioterapia geriátrica. São Paulo: Manole; 2004:227.

Rowland LP. Distúrbios de movimento: In: Rowland LP. Merrit: tratado de neurologia. 9. ed. Rio de Janeiro: Guanabara Koogan; 1997.

Schmitz TJ, Susan O'S. Avaliação e tratamento. São Paulo: Manole; 2004.

Stedman: Dicionário médico. 27. ed. Rio de Janeiro: Guanabara Koogan; 2003.

Stokes M. Doença de Parkinson. In: Stokes M. Cash: neurologia para fisioterapeutas. São Paulo: Premier; 2000.

Teive AGH. Sielo Brasil: o papel de Charcot na doença de Parkinson. Arq Nero-Psiquiatr. 1998;56(1):4-14.

Thomson A, Skinner A, Piercy J. Mal de Parkinson. In: Thomson A, Skinner A, Piercy J. Fisioterapia de tidy. 12. ed. São Paulo: Santos; 2000.

Umphered AD. Reabilitação neurológica. São Paulo: Manole; 2004:706.

Gorrel, J., DiMonte, D. & Graham, D. The role of the environment in Parkinson's Disease. Environmental Health Perspectives. 1996:653-4.

DOENÇA DE ALZHEIMER

CAPÍTULO 4

Lia Mara Wibelinger ▪ Michele Marinho da Silveira

INTRODUÇÃO

É uma doença neuropsiquiátrica progressiva do envelhecimento, insidiosa, crônica e com características degenerativas, que desencadeia uma série de efeitos tanto a nível intelectivo quanto a nível motor, marcadas pelo envelhecimento prematuro do cérebro, cujos primeiros sinais aparecem, com frequência, em meados da vida adulta, progredindo rapidamente na diminuição para a perda das funções mentais.

A doença de Alzheimer (DA) gera disfunções de comportamento, de memória e de pensamento e caracteriza-se pela morte gradual de neurônios e células nervosas do cérebro, resultando na perda inexorável da função cognitiva, bem como distúrbios afetivos e comportamentais.

Nessa perspectiva, observa-se que é um importante problema de saúde individual e coletiva, pela significativa incapacidade que acarreta aos pacientes, familiares e cuidadores, tanto a nível financeiro quanto a nível psicológico.

A primeira publicação referente à doença de Alzheimer ocorreu no início do século XX, mas foi em meados do ano de 1984 que um grupo de pesquisadores propôs critérios para fazer o diagnóstico da doença de Alzheimer, o que serviu como base para que, a partir de então, se norteassem as pesquisas e o atendimento específico destes pacientes.

Em vista disso, Alzheimer observou acúmulo de placas características no espaço extracelular (placas senis) e lesões neurofilamentares no interior de neurônios, distribuídas difusamente pelo córtex cerebral. Cinco anos depois, em 1912, o renomado professor de Psiquiatria, o alemão Emil Kraepelin faz pela primeira vez menção em seu Compêndio de Psiquiatria, a esta doença descrita por Alzheimer. A partir dessa época o epônimo doença de Alzheimer passou a ser utilizado para os casos de demência que ocorrem na faixa etária pré-senil (antes dos 65 anos) e que apresentam características clínicas e neuropatológicas semelhantes à paciente inicialmente descrita.

Durante várias décadas, esse diagnóstico ficou reservado a tais casos de demência degenerativa pré-senil, em oposição aos casos bem mais frequentes e já conhecidos no início do século XX de demência senil. Esta dicotomia teve raízes em disputas acadêmicas entre diferentes escolas psiquiátricas alemãs naquela mesma época. Foi apenas muitas décadas depois, no final dos anos 1960, que diferentes estudos demonstraram que a então denominada doença de Alzheimer e a Demência Senil eram, na realidade, a mesma condição clinicopatológica, embora com algumas diferenças de apresentação clínica. A partir da década de 1970, o termo doença de Alzheimer passou a ser empregado de forma indistinta para os casos de demência degenerativa que apresentavam as lesões cerebrais descritas (placas senis e emaranhados neurofibrilares), independentemente da faixa etária de início dos sintomas.

EPIDEMIOLOGIA

Nos EUA, a prevalência da doença de Alzheimer em pessoas de 65 anos de idade ou mais é estimada como sendo de 10,3%, elevando-se para 47% naquelas acima de 80 anos. Até 2,6% das pessoas acima dos 65 anos vêm apresentar a doença de Alzheimer anualmente.

Para os epidemiologistas há uma verdadeira epidemia de demência emergindo; a carga que os serviços de saúde pública suportam atualmente já é grande; 70-80% dos pacientes demenciados vivem em seus domicílios; e a doença de Alzheimer, causa mais comum de demência, é uma doença incurável, de causa desconhecida, cuja prevalência e incidência aumentam dramaticamente com a idade.

No Brasil não há dados objetivos com respeito à doença de Alzheimer, porém, é possível, com base em alguns índices, estimarmos sua frequência em nosso meio. As taxas estimadas de incidência e prevalência para a doença de Alzheimer em alguns estudos demonstram que a taxa de incidência aos 60 anos é de cerca de 10%. A taxa dobra a cada 5 anos e próxima aos 85 anos é 9 vezes maior que aos 69 anos de idade. As taxas de prevalência apresentam aumento geométrico a partir dos 60 anos de idade, ultrapassando 50% aos 95 anos.

CARACTERÍSTICAS CLÍNICAS

Dentre as principais características estão:

- *Perda de memória:* pode ter consequência na vida diária, de muitas maneiras, conduzindo a problemas de comunicação, riscos de segurança e problemas de comportamento.
- *Memória episódica:* é a memória que as pessoas têm de episódios da sua vida, passando do mais mundano ao mais pessoalmente significativo.
- *Memória semântica:* esta categoria abrange a memória do significado das palavras, como, por exemplo, uma flor ou um cão.
- *Memória de procedimento:* esta é a memória de como conduzir os nossos atos, quer física como mentalmente, por exemplo, como usar uma faca e um garfo, ou jogar xadrez.
- *Apraxia:* é o termo usado para descrever a incapacidade para efetuar movimentos voluntários e propositados, apesar do fato de a força muscular, a sensibilidade e a coordenação estarem intactas.
- *Afasia:* é o termo utilizado para descrever a dificuldade ou a perda de capacidade para falar ou compreender a linguagem falada, escrita ou gestual, em resultado de uma lesão do respectivo centro nervoso.
- *Agnosia:* é o termo utilizado para descrever a perda de capacidade para reconhecer o que são os objetos, e para que servem.
- *Comunicação:* as pessoas com doença de Alzheimer têm dificuldades na emissão e na compreensão da linguagem, o que, por sua vez, leva a outros problemas.
- *Mudança de personalidade:* uma pessoa que tenha sido sempre calma, educada e afável pode comportar-se de uma forma agressiva e doentia. São comuns as mudanças bruscas e frequentes de humor.
- *Mudanças físicas:* pode ocorrer perda de peso, redução de massa muscular, escaras de decúbito, infecções, pneumonia.

A evolução é progressiva, causa incapacidade completa e morte. Às vezes há estabilizações, durante as quais o distúrbio cognitivo permanece inalterado por 1 ou 2 anos, mas depois a progressão é retomada. A duração geralmente é de 4 a 10 anos, com extremos de menos de 1 ano e a mais de 20 anos.

Pode-se observar que, na fase inicial da doença (aproximadamente 2 a 3 anos), o indivíduo tem sintomas vagos e difusos, déficit de memória em curto prazo, confusão, desorientação, perda da concentração e da atenção, sintomas de depressão ou de hiperatividade, déficit de aprendizado, perda de objetos pessoais, ansiedade, agitação, ilusão, desconfiança, alteração da personalidade e do senso crítico, dificuldades com as atividades da vida diária, como alimentar-se e banhar-se, pode apresentar alguma dificuldade com ações mais complexas como cozinhar, fazer compras, dirigir e telefonar.

Na fase intermediária (aproximadamente 2 a 10 anos) ocorre o início de dificuldades motoras e o início dos sintomas focais: afasia, apraxia (incapacidades motoras), agnosia (falha em reconhecer objetos), alterações visuoespaciais, distúrbios de linguagem (anomia), dificuldade de compreensão, comprometimento da memória remota, memória a longo prazo vai se perdendo, perda progressiva das atividades da vida diária (AVDs), déficits não cognitivos: perambulação, agitação, agressividade, questionamentos repetidos, síndrome do entardecer, alucinações, ideias delirantes e paranoides.

Já na fase avançada (aproximadamente 8 a 12 anos), todas as funções cognitivas são comprometidas, não reconhecem rostos familiares, dependência total, comunicação por sons incompreensíveis, síndrome do idoso frágil, acamado, úlceras de pressão, incontinências, infecções urinárias e respiratórias frequentes, perda progressiva de peso e término da comunicação.

Na fase terminal ocorre o agravamento dos sintomas da fase final como incontinência dupla, o paciente fica restrito ao leito em posição fetal, com mutismo, úlceras por pressão, alimentação enteral, infecções de repetição e, por fim, o óbito.

DIAGNÓSTICO

Pode ser feito pela exclusão de outras demências (biópsia ou necropsia do tecido cerebral), como por exemplo:

- Traumatismos cranianos.
- Tumores cerebrais.
- Acidentes vasculares encefálicos.
- Arteriosclerose.
- Intoxicações ou efeitos colaterais de medicamentos.
- Intoxicação por drogas e álcool.
- Depressão.
- Hidrocefalia.
- Hipovitaminoses.
- Hipotireoidismo.

Também, pela análise da história do paciente, por análises de sangue, tomografia computadorizada ou ressonância magnética, entres outros exames.

Dentre os critérios clínicos mais utilizados para o seu diagnóstico observa-se o comprometimento da memória e, pelo menos, outro distúrbio como a apraxia, agnosia e afasia. Tal declínio interfere nas atividades de vida diária e, portanto, na autonomia do indivíduo. A abordagem do paciente com demência deve incluir, sempre, a avaliação e o monitoramento das habilidades cognitivas, da capacidade para desempenhar atividades da vida diária, do comportamento e da gravidade global do quadro.

O diagnóstico de declínio cognitivo leve deve ser considerado quando existe comprometimento de uma área cognitiva, como, por exemplo, a memória, porém, isso não deve ser um dos critérios para o diagnóstico de demência. Com relação a uma população sem queixa, alguns trabalhos concluem que o diagnóstico de declínio cognitivo leve pode significar um quadro inicial de demência, ou indicar o aumento, em cerca de 8 vezes, da possibilidade de desenvolvê-la. Já outros estudos afirmam que a alteração cognitiva não é fator de risco, o que mostra, portanto, não haver um consenso na literatura.

Nos testes que avaliam as demências pode-se perceber que, apesar do acometimento de muitos aspectos da cognição, a memória tem destaque especial nesse processo. A DA é caracterizada pelo déficit na memória episódica de longo termo (em razão da baixa *performance* na evocação) e na memória de curto prazo que pode estar relacionada com a gravidade do quadro.

Percebe-se que pacientes com DA desempenham baixa atividade em tarefas que envolvem nomeação, fluência verbal e uso correto de sentenças e vocabulários, todos estes utilizados para formar a memória semântica, mais bem definida como uma representação mental de palavras, objetos e significação de ações para memória de longo prazo. Assim, ações para o desempenho de atividades da vida cotidiana estariam comprometidas, quer por esquecimento, quer por déficit no próprio conceito da ação em si.

CAUSAS

A causa da doença ainda não está totalmente definida. Apesar de a doença ser determinada geneticamente, não necessariamente ela é hereditária, mas sabe-se que existem relações com certas mudanças nas terminações nervosas e nas células cerebrais que interferem nas funções cognitivas. Alguns estudos apontam como fatores importantes para o desenvolvimento da doença:

- *Aspectos neuroquímicos:* diminuição de substâncias através das quais se transmite o impulso nervoso entre os neurônios, como a acetilcolina e a noradrenalina.
- *Aspectos ambientais*: exposição/intoxicação por alumínio e manganês.
- *Aspectos infecciosos*: como infecções cerebrais e da medula espinal.
- *Predisposição genética:* em algumas famílias não necessariamente hereditária.

São esses os tipos de queixas que se ouvem, às quais geralmente os amigos e familiares reportam como coisas da idade. Entretanto, se alguma pessoa de suas relações esquecer o caminho de casa ou não se lembrar de jeito algum, ou só com muito esforço, de um fato que aconteceu, procure um médico. Pode não ser algo importante, entretanto, pode ser também o início da doença de Alzheimer que não tem cura, mas cujo tratamento precoce atrasa o desenvolvimento da doença, produz alguma melhora na memória, torna mais compreensível às mudanças que vão ocorrer na pessoa e melhora a convivência com o doente.

TRATAMENTO

O diagnóstico precoce é decisivo para o tratamento da doença de Alzheimer. O tratamento para essa doença, disponível atualmente, permite-nos basear a estratégia terapêutica em três pilares: retardar a evolução, tratar os sintomas e as alterações de comportamento.

Controlar os sintomas e proteger a pessoa doente dos efeitos produzidos pela deterioração trazida pela sua condição. A doença de Alzheimer não tem cura, a medicação ajuda

DOENÇA DE ALZHEIMER

a corrigir os desequilíbrios, sendo mais eficaz na fase inicial da doença, mas, infelizmente, tem efeito temporário. Por enquanto, não há ainda medicação que impeça a doença de continuar a progredir.

Entretanto, os antipsicóticos podem ser recomendados para controlar comportamentos agressivos ou deprimidos, garantir sua segurança e a dos que a rodeiam.

Já a terapia colinérgica é a mais utilizada, podendo, inclusive, melhorar efetivamente a cognição e a funcionalidade em um grupo restrito de pacientes, cerca de 20-30%. Alguns autores propõem que essa terapia deve ser iniciada logo que os primeiros sintomas apareçam, mesmo que o processo demencial ainda não esteja completamente instalado, retardando o curso natural da enfermidade. O tratamento colinérgico visa melhorar a transmissão colinérgica a nível cerebral. O nível de acetilcolina (neurotransmissor decisivo no desempenho cognitivo) está diminuído na doença de Alzheimer ou por diminuição de produção ou por excessiva destruição pela ação da enzima acetilcolinesterase. Dessa forma os sintomas poderiam ser melhorados com o uso de agonistas colinérgicos ou por inibidores colinesterásicos, ambos aumentando a atividade colinérgica.

A doença não afeta apenas o paciente, mas também as pessoas que lhe são próximas. A família deve se preparar para uma sobrecarga muito grande em termos emocionais, físicos e financeiros. Também se deve organizar com um plano de atenção ao familiar doente, em que se incluam, além da supervisão sociofamiliar, os cuidados gerais, sem esquecer os cuidados médicos e as visitas regulares ao mesmo, que ajudará a monitorar as condições da pessoa doente, verificando se existem outros problemas de saúde que precisam ser tratados.

À medida que a doença evolui, comprometendo cada vez mais a cognição e a funcionalidade, os distúrbios comportamentais acabam por atingir cerca de 90% dos pacientes. Estados de agitação psicomotora afetam a metade deles. Vagância, agressividade, ansiedade e alucinações são comuns e determinam, muitas vezes, a institucionalização desses pacientes.

Depressão, inapetência, insônia e irritabilidade também são comuns. O uso de antidepressivos sempre deve ser considerado, mesmo em pacientes que não apresentem quadros clássicos.

O tratamento correto dessas alterações é importante e melhora significativamente a qualidade de vida não só do paciente como também dos que estão envolvidos em seus cuidados no cotidiano.

De maneira geral, os sedativos potentes e de meia-vida longa devem ser evitados, pois podem piorar muito o quadro e, por vezes, apresentam efeito paradoxal. Drogas antipsicóticas devem ser usadas em dosagens seguras e suficientes para controlar crises de agressividade e vagância noturna. A escolha da droga vai depender dos efeitos colaterais, histórico da resposta anterior do paciente e também da experiência do médico com o manejo do medicamento.

Algumas vezes vemos pacientes recebendo drogas antipsicóticas em altas doses e que, por essa razão, também recebem drogas antiparkinsonianas; a mais comum é o biperideno, com potente ação anticolinérgica. Deve-se questionar essa associação uma vez que existem alternativas mais lógicas e seguras.

Os ansiolíticos devem ser evitados e, de preferência, deve-se tentar, inicialmente, abordagens não medicamentosas. Só se essas tentativas fracassam ou não são viáveis devem-se utilizar benzodiazepínicos de curta ação como o lorazepan (Lorax), por apresentar menos efeitos colaterais. Diazepínicos de longa duração como diazepan e flurazepan devem ser evitados. Alguns clínicos relatam boa efetividade e segurança no uso de drogas anticonvulsivantes para tratar agitação e agressividade como a carbamazepina (Tegretol).

FISIOTERAPIA

Os estudos e publicações referentes à atuação da fisioterapia na doença de Alzheimer são escassos, mas o trabalho do fisioterapeuta é de fundamental importância para potencializar a capacidade e melhorar a qualidade de vida, evitando complicações debilitantes.

A fisioterapia visa habilitar o indivíduo funcionalmente comprometido a desempenhar novamente suas AVDs da melhor maneira e pelo menor tempo possível, com mais autonomia. Os principais aspectos da assistência são preventivos, elaborados para manter o indivíduo o mais ativo e independente possível. No maior grau que for possível, a atividade deve ser encorajada para manter a força, ADM e aspectos cognitivos.

A primeira meta da reabilitação é criar um ambiente emocional e físico que dê suporte e trabalhar ativamente para compensar as perdas cognitivas específicas dos pacientes na medida em que forem ocorrendo gradualmente. A meta final é ajudar os pacientes a sentirem que eles são capazes, de modo que continuem a tentar fazer por si próprios as coisas que possam fazer com segurança, independentemente de permanecerem em sua casa ou estarem vivendo em uma instituição. É necessário realizar, primeiramente, uma avaliação do paciente colhendo todos os dados a respeito da doença e de seus sintomas, para que depois possa ser feito um plano de tratamento para este paciente. O tratamento fisioterapêutico é constante e por tempo indefinido. Existem melhoras, mas o paciente nunca recupera suas funções totalmente, já que é uma demência e há comprometimento de uma área do cérebro.

Avaliação Fisioterapêutica do Paciente

- História da doença e de seus sintomas.
- Conduta fisioterapêutica baseada nas alterações e no estágio da lesão.
- Alterações de postura: exercícios de alongamentos de grupos musculares encurtados.
- Alteração no equilíbrio: transferência de peso e propriocepção.
- Orientar o cuidador quanto à importância de cuidar da pele do paciente, evitando que ela fique ressecada ou que haja a formação de escaras.
- Aumento do trofismo e do tônus muscular.
- Grau de incapacidade causado pela demência.
- Hipotonia: podendo ser tratado com estímulos elétricos, crioestimulação e solicitação verbal de contração muscular.
- Tônus espástico: alongamento da musculatura atingida e através da facilitação neuromuscular proprioceptiva (FNP).
- Sensibilidade do paciente: diferentes texturas, agentes térmicos e estímulos dolorosos nas atividades da vida diária.

OBJETIVOS DE TRATAMENTO

A ação do fisioterapeuta com relação às alterações motoras e respiratórias visa à prevenção de possíveis complicações, já que a doença possui um curso progressivo, buscando atingir os seguintes objetivos:

- Estimulação do sistema motor, que ao ser estimulado obtém-se como resultado melhora na qualidade de vida.
- Diminuir a progressão e os efeitos dos sintomas da doença.
- Evitar ou diminuir complicações e deformidades.
- Manter a capacidade funcional do paciente (sistema cardiorrespiratório).
- Manter ou devolver a amplitude de movimento funcional das articulações.
- Evitar contraturas e encurtamento muscular (imobilização no leito).
- Evitar a atrofia por desuso e fraqueza muscular.
- Incentivar e promover o funcionamento motor e mobilidade.
- Orientar sobre as posturas corretas.
- Treinar o padrão da marcha.
- Trabalhar os padrões do funcionamento do sistema respiratório (fala, respiração, expansão e mobilidade torácica).
- Impedir o desenvolvimento de complicações e deformidades secundárias.
- Manter ao máximo as capacidades funcionais do paciente.

Sendo assim, a fisioterapia busca melhoria na qualidade de vida do paciente, sendo que o paciente com Alzheimer necessita de uma reabilitação global, envolvendo uma equipe multidisciplinar, e que a fisioterapia tem papel fundamental tanto na reabilitação motora quanto no retorno às relações interpessoais e na obtenção de independência por parte do paciente.

CONDUTA FISIOTERAPÊUTICA

A conduta fisioterapêutica é realizada de acordo com as alterações apresentadas pelo paciente e essas alterações dependerão do estágio da lesão, consistindo na fisioterapia motora, que engloba desde exercícios ativos, passivos, autoassistidos, contra resistência, isométricos, metabólicos, isotônicos, ou seja, qualquer tipo de movimento é bem-vindo ao tratamento. Quando esta patologia chega a uma segunda fase, deve-se estimular atividades para que o paciente não fique o tempo inteiro na cama, evitando, assim, escaras de decúbito, comumente relatadas. Alongamentos e atividades de relaxamento também podem ser realizados.

- Técnicas de alongamento muscular para alterações motoras como alterações no tônus muscular e tendência a desenvolvimento de rigidez articular.
- Exercícios de fortalecimento muscular visando à independência funcional.
- Exercícios para equilíbrio e capacidade aeróbia.
- Exercícios para o estímulo cognitivo e sensorial.
- Treino da execução de tarefas em etapas, treino de velocidade de processamento e atenção.

- Utilizar a técnica de facilitação neuromuscular proprioceptiva (FNP) com uso da iniciação rítmica e de padrões bilaterais de movimento que ajuda na melhora da coordenação e do ritmo dos movimentos.
- Avaliar o grau de sensibilidade do paciente. Se o grau estiver diminuído, pode-se trabalhar com diversos estímulos sobre a pele, como com diferentes texturas, agentes térmicos e estímulos dolorosos.

Exemplos de Exercícios

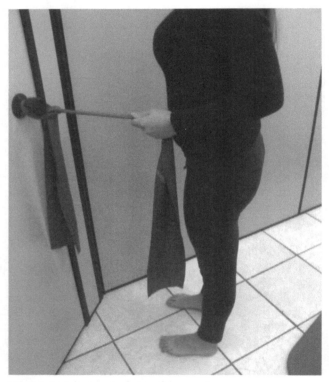

Fig. 4-1. Fortalecimento de membro superior.

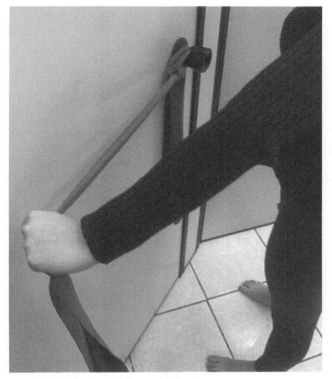

Fig. 4-2. Fortalecimento de rotadores externos.

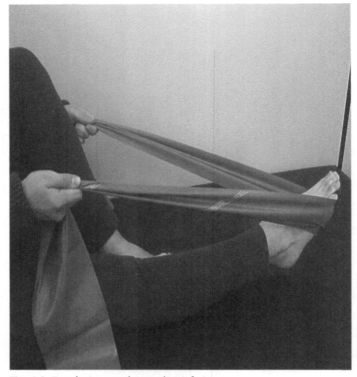

Fig. 4-3. Fortalecimento de membro inferior.

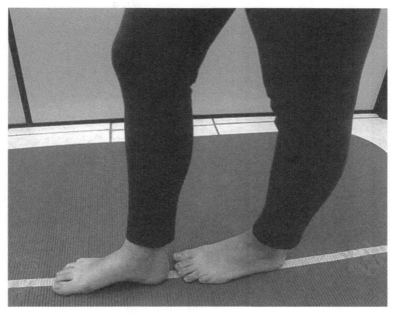

Fig. 4-4. Treino de equilíbrio e marcha.

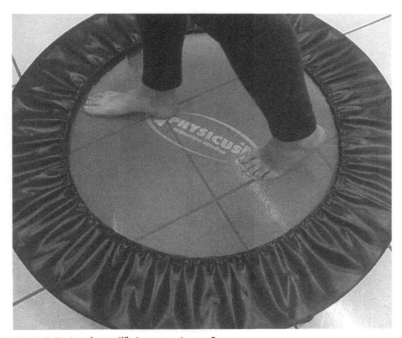

Fig. 4-5. Treino de equilíbrio e propriocepção.

BIBLIOGRAFIA

Almeida OP. Manejo dos distúrbios de comportamento em pacientes demenciados. In: Forlenza OV, Almeida OP. Depressão e demência no idoso – Tratamento psicológico e farmacológico. São Paulo: Lemos; 1997. p. 153-66.

Candeloro JM, Silva RR. Proposta de protocolo hidroterapêutico no paciente com Parkinson. Revista Fisioterapia Bras. 2003;4(2):53-9.

Flicker C, Ferris SH, Reisberg B. A longitudinal study of cognitive function in elderly persons with subjective memory complaints. J Am Geriatr Soc. 1993;41:1029-32.

Goldman L, Bennett J, et al. Tratado de medicina interna. 2. ed. Rio Janeiro: Guanabarra Koogan; 2001.

Grossman M, Mickanin J, Onishi K, et al. Lexical acquisition in probable Alzheimer's disease. Brain and Language. 1997;60:443-63.

Guyton A, Hall JE. Tratado de fisiologia médica. 10. ed. Rio de Janeiro: Guanabara Koogan; 2002.

Izquierdo I. Memória. São Paulo: Artmed; 2002.

Kottke FJ, Lehmann JF. Tratado de medicina física e reabilitação de Krusen. 4. ed. São Paulo: Manole; 1994.

O'Sullivan SB, Schmitz TJ. Doença de Parkinson. In: O'Sullivan SB, Schmitz TJ. Fisioterapia: avaliação e tratamento. 5. ed. São Paulo: Manole; 1997.

Petersen R. Mild cognitive impairment. American Academy of Neurology. Syllabs-on-cd-rom 51st Meeting. Toronto, Ca; 1999.

Schmand B, Jonker C, Hooijer C, et al. Subjective memory complaints may announce dementia. Neurology. 1996;46:121-5.

Stuart-Hamilton I. A psicologia do envelhecimento: uma introdução. Porto Alegre: Artmed; 2002.

QUEDAS DE IDOSOS

CAPÍTULO 5

Lia Mara Wibelinger

INTRODUÇÃO

As quedas, em pessoas idosas, são eventos que têm chamado a atenção dos profissionais e pesquisadores da área de gerontologia, principalmente por ser considerada a primeira causa de acidentes e mortes.

Pode ser conceituada como um evento não intencional que tem como resultado a mudança de posição do indivíduo em relação ao espaço.

As consequências das quedas são muito mais desfavoráveis nos indivíduos mais velhos porque sofrem um trauma psicológico, ficando com medo de cair, além disso, tentam justificar as quedas dizendo que escorregou ou tropeçou, ocultando, muitas vezes, a verdadeira razão.

As fraturas, o risco de morte e o medo de cair, a restrição de atividades e a diminuição da qualidade de vida não são responsáveis por um grande aumento no número de institucionalizações.

São os prejuízos físicos e também os psicológicos que geram aumento dos custos com a saúde, o que acaba gerando maior aumento no número de hospitalizações.

Cerca de 10% dessas quedas resultam em lesões não fatais como fraturas de quadril, luxações, lacerações e outros tipos de lesões de partes moles, sendo os acidentes relacionados com quedas a sexta causa de morte entre os idosos.

SÍNDROME PÓS-QUEDA

O modo de cair, gerando restrição físico-fundamental, depressão, isolamento social, perda da autoridade e independência.

Indivíduos mais velhos que sofrem queda tendem a andar mais lentamente, ter um comprimento mais curto do passo, adotando uma base alargada.

Causas:

- Uso de medicamentos.
- Alterações visuais e auditivas.
- Fraqueza muscular.
- Caminhar arrastando os pés.
- Tropeçar.
- Perda total do equilíbrio postural.

Diversos fatores podem contribuir para ocorrência de uma queda:

- Fatores intrínsecos:
  - Alterações normais do envelhecimento.
  - Uso de medicamentos.
  - Parkinson.
  - Demência.
  - Depressão.
  - Comprometimentos visuais.
  - Neuropatia diabética.
  - Deformidades dos pés.
  - Artrose.

Dentre os fatores intrínsecos, o surgimento de doenças que ocasionem redução da capacidade física pode acarretar efeitos sobre o controle postural do indivíduo ou, ainda, ter ação sobre o equilíbrio. As principais condições patológicas que predispõem à queda são: doenças cardiovasculares, neurológicas, endocrinológicas, osteomusculares, geniturinária, psiquiátricas e sensoriais. Na literatura, vários estudos mostram relação entre queda e déficit sensorial.

- Riscos extrínsecos:
  - Má iluminação.
  - Pequenos degraus em locais inesperados.
  - Pequenos tapetes soltos no piso escorregadio junto a cama, pias e banheiras.
  - Calçados inadequados, com solas escorregadias e pouco firmes nos pés.
  - Escadas sem corrimão.
  - Insegurança do banheiro.
  - Objetos no chão.
  - Iluminação inadequada.
  - Fatores sociodemográficos (institucionalização).

Os sistemas somatossensorial, visual e vestibular demonstram alterações com o envelhecimento e podem, posteriormente, fornecer *feedback* reduzido ou inapropriado para os centros de controle postural. Além disso, os músculos eretores podem perder a capacidade para responder apropriadamente aos distúrbios na estabilidade postural. As associações dessas modificações geram alterações do equilíbrio.

Ao se analisar as habilidades de integração sensorial em idade avançada, constata-se uma deterioração ou falência dos mecanismos de equilíbrio decorrentes de redução e/ou conflito de informações sensoriais associadas a patologias, ao envelhecimento normal ou ambos.

Vários estudos na literatura sobre o uso de medicações, também considerando possível causa intrínseca da queda, descrevem que o uso de fármacos pode ser fator de risco, principalmente quanto ao uso de polifármacos.

Brito e Costa, em 2001, relatam que medicações como diuréticos, psicotrópicos, anti-hipertensivos e antiparkinsonianos podem ser considerados medicamentos que propiciam episódios de quedas. Isto, muitas vezes, ocorre porque essas drogas podem diminuir as funções motoras, causar fraqueza muscular, fadiga, vertigem ou hipotensão postural.

A força, ou a quantidade de força que um músculo produz, diminui com a idade. A força muscular da extremidade inferior pode ser reduzida em até 40% entre os 30 e 80 anos. Essa condição é mais severa nos residentes em casas de saúde com histórico de quedas. A resistência, que é a capacidade do músculo de contrair-se continuamente em níveis submáximos, também diminui com a idade.

No entanto, a resistência é mais bem preservada do que a força. À medida que o músculo envelhece, seu tamanho é reduzido; essa diminuição no volume muscular é maior nas extremidades inferiores do que nas superiores. Conforme as células do músculo morrem, elas são substituídas por tecido conjuntivo e gorduras.

Parece haver uma perda de ambos os tipos de fibras associada ao envelhecimento; no entanto, as fibras do tipo II, de contração rápida, podem ser perdidas em um ritmo mais acelerado que as do tipo I. Os pesquisadores também mostram que o número de unidades motoras declina com a idade; ocorre uma redução nas fibras mielinizadas grandes e pequenas. Além disso, existem mudanças associadas ao envelhecimento da junção neuromuscular. As mudanças no sistema musculoesquelético afetam a capacidade funcional dos músculos. A força isométrica máxima é reduzida e o músculo se cansa mais rapidamente; o índice do desenvolvimento de tensão é mais lento. Parece que as contrações concêntricas são mais afetadas pelas mudanças associadas ao envelhecimento do sistema neuromuscular quando comparadas às mudanças excêntricas. As contrações de velocidade alta são mais afetadas do que as mais lentas.

Koski *et al.*, em 1998, observaram que os fatores de risco para lesão grave decorrente de acidente por queda são diferentes entre os idosos dependentes e os independentes. Entre os primeiros, os fatores de risco identificados foram o estado civil (divorciado, viúvo, solteiro), o baixo índice de massa corporal, a baixa acuidade visual para longe, alguma dificuldade na deambulação e o uso de benzodiazepínicos de longa duração. Já a neuropatia periférica e a insônia foram significativas como fatores de risco para o grupo de idosos independentes.

TRATAMENTO FARMACOLÓGICO

O uso de medicamentos tem sido abordado em vários estudos como um dos fatores de risco para tais acidentes. Leipzig *et al.*, em 1996, realizaram uma metanálise com estudos que investigaram o papel de medicamentos psiquiátricos, cardiológicos e analgésicos sobre o risco de quedas entre idosos. De acordo com esse estudo, benzodiazepínicos, sedativos/hipnóticos, antidepressivos, diuréticos em geral, antiarrítimicos e digoxina associaram-se a maior risco de quedas na população acima de 60 anos.

Psicotrópicos, diuréticos, antidepressivos e antiparkinsonianos, especialmente em doses inapropriadas, podem contribuir para queda nos idosos pela diminuição de alerta, depressão da função psicomotora, ou ainda causar fraqueza, fadiga, tontura ou hipotensão postural. Esses efeitos adversos podem alterar o metabolismo das drogas no idoso. Muitos estudos encontraram uma associação entre as quedas e o número de medicamentos tomados; quanto mais medicamentos, maior o risco de quedas. Isso também pode refletir o frágil estado de saúde de um idoso que toma múltiplos medicamentos.

O medo de cair pode levar à imobilidade e, com isto, piorar a circulação, levando a tromboses, dificuldade da respiração levando a pneumonias e também à osteoporose e à piora do condicionamento físico, aumentando a dificuldade para levantar-se sem auxílio, diminuindo sua independência.

Em torno de 5% das quedas levam a fraturas e as mulheres fraturam mais que os homens, mas os homens morrem mais das fraturas. Quando não ocorre fratura, a dor e a redução dos movimentos podem causar isolamento pela diminuição da autoestima, tanto pela queda quanto pelo aumento da dependência.

As pessoas caem por diversas razões que podem ser doenças agudas como isquemia cerebral (derrame) ou doenças cardíacas que diminuem a pressão arterial ou, ainda, por consequências naturais do envelhecimento que podem ser tratadas, como:

- Perda de visão, óculos incorretos.
- Vertigens e desequilíbrio por alterações do labirinto.
- Arritmia cardíaca.
- Osteoporose.
- Alteração da visão em profundidade, espessura e altura causada por catarata.
- Perda da audição.
- Anemias.
- Pés com alteração nas unhas, micoses, joanetes, calos.
- Prostatismo que leva a um esforço para urinar e provoca desmaio.
- Artroses no pescoço que podem causar desequilíbrio.
- Hipotensão postural que é a queda da pressão arterial quando muda de posição deitado para sentado ou sentado para em pé.
- Fraqueza por desnutrição.
- Uso de bengalas, andadores e cadeiras de rodas.
- Doenças como Parkinson, pneumonia, infecção urinária, infarto do miocárdio e hemorragias.

É importante, também, para o controle das quedas, modificarmos os riscos externos ambientais ou pessoais, isto é, manter uma casa segura, usando calçados de salto baixo com solado que não deslizem e sempre presos aos pés (nunca chinelos) e, por fim, ocupar-se com atividades que estimulem a coordenação, como dança e artesanato.

CASA SEGURA
- Boa iluminação nas escadas e corredores.
- Retirar tapetes soltos, móveis baixos e obstáculos do chão.
- Colocar piso antiderrapante, especialmente no banheiro, e tapete antiderrapante no boxe.
- Um banquinho no boxe auxilia a ensaboar e enxaguar os pés durante o banho.
- Suportes de parede no boxe e ao lado do vaso sanitário para auxiliar o equilíbrio.
- Não usar chaves na porta do banheiro, local de acidentes frequentes.
- Interruptor próximo à porta e em boa altura.
- Boa iluminação no trajeto da cama ao banheiro durante a noite.
- *Nightlights* – luzes noturnas que evitam a desorientação durante a noite.
- Telefones próximos à cama, luzes de cabeceira fixas.
- Remover soleiras altas das portas.
- Não encerar o piso.
- Altura da cama e cadeiras apropriadas para manter os pés no chão quando sentada.
- Manter corrimão nas escadas.
- Colocar utensílios e mantimentos em locais de fácil alcance; não subir em escadas ou banquinhos.

QUEDAS DE IDOSOS

 IMPORTANTE

Este tipo de protocolo deve ser utilizado quando se tratar de indivíduos idosos, pois pelas perdas fisiológicas secundárias ao processo de envelhecimento estes ficam mais propensos a cair.

TRATAMENTO FISIOTERAPÊUTICO
Objetivos
- Aumentar ou manter a força muscular.
- Treinar o equilíbrio.
- Aumentar a propriocepção.
- Proporcionar o aumento da amplitude de movimento articular.
- Manter a funcionalidade.

BOX 5-1. Escala de Avaliação de Risco de Quedas de Downton
Somar 1 ponto para cada item com asterisco

1. Quedas anteriores	Não/Sim*
2. Medicamentos	Nenhum
	Tranquilizantes-sedativos*
	Diuréticos*
	Hipotensores (não diuréticos)*
	Antiparkinsonianos*
	Antidepressivos*
	Outros medicamentos
3. Déficit sensorial	Nenhum
	Alterações visuais*
	Alterações auditivas*
	Nos membros*
4. Estado mental	Orientado
	Confuso*
5. Marcha	Normal
	Segura com ajuda
	Insegura, com/sem ajuda*
	Impossível

*3 ou mais pontos positivos indicam risco elevado de quedas.

Conduta Fisioterapêutica
- Exercícios ativos.
- Exercícios passivos.
- Exercícios isométricos.
- Fortalecimento de glúteos, ísquios e quadríceps.
- Treino de marcha.
- Treino de equilíbrio e propriocepção.

Exemplos de Exercícios

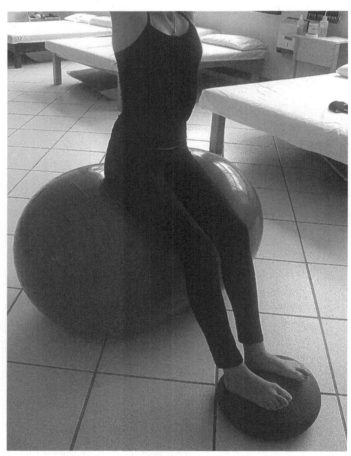

Fig. 5-1. Equilíbrio e transferência de peso.

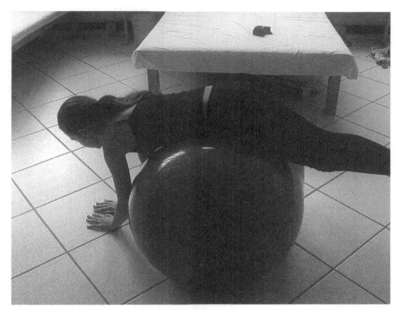

Fig. 5-2. Alongamento de cadeia posterior.

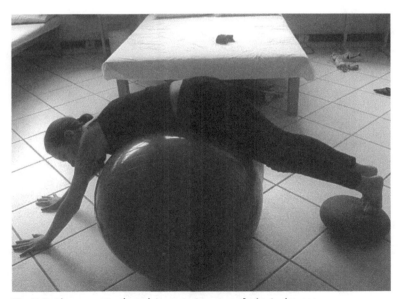

Fig. 5-3. Alongamento de cadeia posterior e transferência de peso.

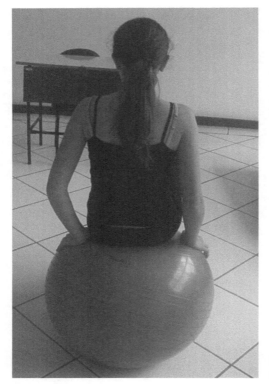

Fig. 5-4. Equilíbrio e controle postural.

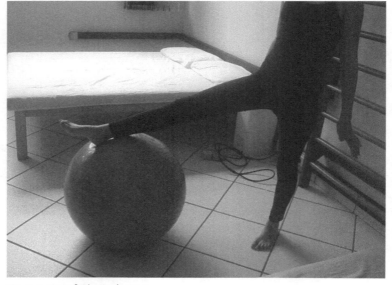

Fig. 5-5. Transferência de peso.

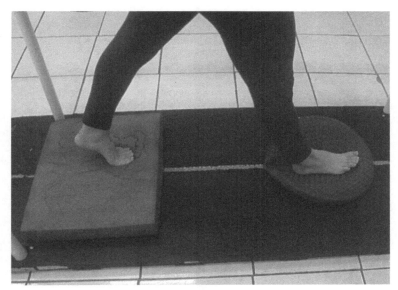

Fig. 5-6. Treino de marcha com obstáculos.

BIBLIOGRAFIA

Alexander NB. Gait disorders in older adults. J Am Geriatr Soc. 1996;44(4):434-51.
Berry G, Fisher RH, Lang S. Detrimental incidents, including falls in an elderly institutionalized population. J Am Geriatr Soc. 1981;29(7):322-4.
Britto FC. Quedas. In: Papaléo Netto MBFC. Urgências em geriatria. São Paulo: Atheneu; 2001.
Burnfild JM. The influence of lower extremity joint torque on gait characteristics in elderly men. Arch Phys Med Rehabil. 2000;81:1153-7.
Chandler JM. Balance and falls in the elderly: issues in evaluation and treatment. In: Guccione AA. Geriatric physical therapy. 2nd ed. Alexandria: Mosby; 2000.
Close J, Elis M, Hooper R, et al. Prevention of falls in the elderly trial (PROFET): a arandomised controlled trial. Lancet. 1999;353(9147):93-7.
Graafmans WC, Ooms ME, Hofste HMA, et al. Falls in the elderly: a prospective study of risk factors and risk profiles. Am J Epidemiol. 1996;143(11):1129-36.
Graziano KU, Maia FOM. Principais acidentes de causa externa no idoso. Gerontologia. 1999;7(3):133-9.
Guccione AA. Fisioterapia geriátrica. Rio de Janeiro: Guanabara Koogan; 2002.
Guimarães LHCT, et al. Comparação da propensão de quedas entre idosos que praticam atividade física e idosos sedentários. Revista Neurociências. 2004;12(2).
Kannus P. Preventing osteoporosis, falls and fractures among elderly people. Brit Med. J 1999;318:203-6.
Kay PD, Tideisksaar R. Quedas e distúrbios de marchas. In: Abrams WB, Berkow R. Manual Merck de geriatria. São Paulo: Roca; 1995.
King MB, Tinetti ME. Fall in community-dwelling oder persons. J AM Geriatr Soc. 1995;43(10):1146-54.
Lipsitrz LA. An 85 years-old woman with a history of falls. JAMA. 1996;276:59-66.
Lucena NMG, Guerra RO, et al. Análise da capacidade funcional em uma população geriátrica institucionalizada em João Pessoa. Fisioterapia Brasil, Janeiro. 2002;3(3):164-9.

MacRae PG, Feltner ME, Reinsch S. A 1-year exercise program for older women: effects on falls, injuries, and physical performance. J Aging Physical Activity. 1994;2:127-42.

Maki B, Holiday PJ, Topper AK. Fear of falling and postural performance in the eldery. J Gerontol. 1991;46(4):M123-31.

Maki BE. Gait changes in older adults: predictors of falls or indicators of fear? J Am Geriatr Soc. 1997;45(3):313-20.

Martins VMC. Quedas em pacientes geriátricos. Rio de Janeiro: Escola Nacional de Saúde Publica-Fundação Osvaldo Cruz. 1999.

Moura RN, Santos FC et al. Quedas em idosos: fatores de risco associados. Gerontologia. 1999.

Navega MT, et al. Efeitos do fortalecimento dos músculos da coxa e treinamento do equilíbrio em mulheres com osteoporose. Revista Fisioterapia em Movimento, Curitiba. 2004.

Overstall PW. Falls. In: Pathy MSJ. (Ed.). Principles and practice of geriatric medicine. Chichester: Wiley; 1991.

Overstall PW. Prevention of falls in the eldery. J Am Geriatr Soc. 1980;28(11):481-4.

Pansa FCS, et al. Treino de equilíbrio em mulheres idosas. Revista Fisioterapia. Unicid. 2003;2:89-99.

Perracini MR. Fatores associados a quedas em uma coorte de idosos residentes na comunidade. Escola Paulista de Medicina. 2002.

Santana RLF, Pouchaain GC, Bissi LF. A Previdência Social e o censo 2000. Perfil dos idosos. Informe de Previdência Social, Brasília. 2002.

Schoueri JR, Ramos LR, Papaléu MN. Crescimento populacional: aspectos demográficos e sociais. In: Carvalho Filho ET, Papaléu MN. Geriatria: fundamento clínica e terapêutica. São Paulo: Atheneu; 2000.

Shumway-Cook A, Braurer S, Woollacott M. Predicting the probability for falls in community-dwelling older adults using the timed up and Go test. Phys Ther. 2000;80(9):896-903.

Souza GAJ, Iglesias RGCA. Trauma no idoso. Revista da Associação Médica Brasileira, São Paulo. 2002.

Stelmach GE. Physical activity and aging: sensory and perceptual processing. In: Bouchard C. Shephard RJ, Stephens T. (Eds.). Physical, fitness and health. Champaign, IL: Human Kinetics, 1994.

Studenski S. Quedas. In: Calkings E, Ford AD, Kats PR. Geriatria prática. Rio de Janeiro: Revinter; 1997.

Tarnevier-Vidal B, Campus A, Kagan Y, et al. Caídas e transtorno de equilíbrio. Enciclopédia médica cirúrgica: enciclopédia prática de medicina. Paris: Elselvier; 1998.

Teasdall RD, Holman JA, Hodges JH, et al. Common foot problems. In: Hazzard JP. Principles of geriatric medicine and gerontology. Hardcover: McGraw-Hill; 1998.

Thigpen MT, Light KE, Creel GL, et al. Turning difficult characteristics of adults aged 65 years or older. Physotherapy; 2000.

Thoumie P. Postura, equilibrio y caídas: bases teóricas de la rehabilitación. Enciclopédia medico-cirurgica: Kinesiterapia. Paris: Elselvier; 1999.

Vellas BJ, Wayne SJ, Romero LJ, et al. A two-year longitudinal study of falls in 482 community-dwelling elderly adults. J Gerontol A Biol Sci Med Sci. 1998;53(4):M264-74.

FRATURAS DE FÊMUR EM IDOSOS

CAPÍTULO 6

Lia Mara Wibelinger ▪ Marlon Francys Vidmar

INTRODUÇÃO

O processo de envelhecimento da população idosa no Brasil vem ocorrendo de forma bastante acelerada, e com este há o aparecimento de alterações e desgastes em vários sistemas funcionais, que ocorrem de forma progressiva e irreversível. As primeiras alterações são observadas ao fim da terceira década de vida e, com os anos, essas alterações passam a ser mais visíveis.

Dentre elas, a relação entre perda do controle postural, ou seja, estabilidade e acuidade visual fornecem aos idosos maior probabilidade de sofrerem quedas decorrentes da falta de equilíbrio e, consequentemente, fraturas. Dentre estas a mais relevante nesta faixa etária são as fraturas de fêmur. Em torno de 90% das fraturas da extremidade proximal do fêmur são secundárias a quedas. As quedas seguidas por fraturas são um importante fator preditor de novas quedas e fraturas; portanto, os fatores de risco devem ser identificados e tratados.

Osteoporose, acuidade visual diminuída, alteração de equilíbrio e dos reflexos, além de fraqueza muscular e outras doenças associadas, como doenças neurológicas, cardiovasculares e deformidades osteomioarticulares são fatores que contribuem para a alta incidência de fratura de fêmur.

Existem diferentes tipos de fraturas que podem acometer o fêmur, estas podem ser classificadas quanto à localização do traço: fraturas proximais (cabeça, colo, transtrocantéricas, subtrocantérica), diafisárias e distal do fêmur.

As fraturas de fêmur têm aumentado significativamente nas últimas décadas e sido a maior causa de morbimortalidade nos pacientes idosos, é um problema grave de saúde pública em nosso país e no mundo. A morbidade e a mortalidade são altas, chegando à mortalidade a mais de 20% no primeiro ano, em razão da possibilidade de complicações: sequestração sanguínea, lesão arterial, infecção e, muitas vezes, a associação a outros traumas e fraturas. O tratamento das fraturas de fêmur muitas vezes está mais na dependência dessas complicações do que a fratura propriamente dita.

AVALIAÇÃO FISIOTERAPÊUTICA

A avaliação é fundamental na obtenção do sucesso no tratamento para que o fisioterapeuta possa analisar as capacidades e limitações do paciente e estabelecer com segurança os objetivos da conduta e selecionar as modalidades terapêuticas mais indicadas para cada caso clínico.

Dentre os procedimentos essenciais na avaliação estão a anamnese, exame físico, inspeção e palpação do membro, análise dos exames complementares e técnica cirúrgica utilizada. A mensuração da amplitude de movimento (ADM) ativa e passiva por meio do goniômetro, graduação da força muscular, a análise do equilíbrio estático e dinâmico (durante a marcha), a coordenação e a sensibilidade da região onde houve o procedimento cirúrgico com o estesiômetro também devem ser mensuradas detalhadamente.

A avaliação deve ser realizada bilateralmente para que assim se possa comparar os resultados entre os membros e a evolução do paciente após o tratamento fisioterapêutico.

OBJETIVOS DO TRATAMENTO FISIOTERAPÊUTICO

Os objetivos primários da reabilitação no paciente fraturado devem visar, principalmente, o alívio da dor, redução do edema, manter ou restaurar a amplitude de movimento das articulações e a flexibilidade da musculatura, e dentro do limiar de dor do indivíduo preservar a força muscular e o retornar do paciente as suas atividades de vida diária (AVD's) o mais precocemente possível, desta forma melhorando sua qualidade de vida.

O tratamento fisioterapêutico deve-se direcionar também na manutenção da propriocepção e do equilíbrio, na coordenação e na funcionalidade do indivíduo idoso, restabelecendo assim a postura e a marcha. Afastando assim os fatores de risco comuns na terceira idade para o desenvolvimento de quedas.

Além de minimizar os efeitos deletérios da síndrome da imobilidade, que é resultante do desequilíbrio da relação normal entre o repouso e a atividade física. Os efeitos deletérios desta síndrome têm por alvo sistemas e órgãos do corpo humano, como o cardiorrespiratório, digestivo e urinário.

CONDUTA FISIOTERAPÊUTICA

A intensidade e a reabilitação nas fraturas de fêmur irão depender: do tipo de tratamento instituído pelo médico, da estabilidade da fratura após a colocação da osteossíntese, da formação do calo ósseo e da capacidade física do paciente para a realização das tarefas. Um ponto muito importante na reabilitação pós-fratura é que todo o tratamento fisioterapêutico realizado deve levar em conta a obtenção e a manutenção da posição satisfatória dos fragmentos fraturados.

Durante o tratamento de pacientes acamados deve-se trabalhar exercícios respiratórios, mudança de posição na cama para evitar escaras, exercícios de fortalecimento dos membros superiores como preparo para o uso de muletas, e do membro não afetado para suportar a carga. Todas as articulações que não estão imobilizadas pelo tratamento da fratura devem ser mobilizadas nos graus existentes. Além da realização de exercícios isométricos abdominais e paravertebrais para a manutenção da estática do tronco.

Em caso de paciente com tração suspensa, faz-se os procedimentos anteriores, acrescentando massagem circulatória no membro afetado sem se aproximar do foco da fratura, mobilizações ativas com amplitudes escassas em flexão e extensão do quadril e joelho, não movimentando, assim, o local da fratura, além de resistência leve também podem ser realizadas.

Já no primeiro dia de pós-operatório pode-se iniciar com o membro afetado os exercícios isométricos para quadríceps e isquiostibiais (*straight leg raising* – SLR), que além de manter a força muscular, aumenta a irrigação na área, auxiliando a formação do calo ósseo. Outro método terapêutico que pode ser utilizado é a eletroterapia, para o fortalecimento de grupos musculares específicos (indicado na existência de incapacitação da contração muscular voluntário) e para diminuição da dor, que é exacerbada devido à agressão cirúrgica sofrida e acaba retardando a reabilitação.

A crioterapia também é um método fisioterapêutico muito utilizada nas primeiras 24 horas para diminuição do edema e da dor, causadas pelo processo inflamatório. O edema excessivo e persistente dos tecidos moles produz aderências, com consequente rigidez articular. A colocação do gelo irá depender da área fratura e o tempo de resfriamento do tecido é de 20 minutos três vezes ao dia. Não devemos nos esquecer de associar a crioterapia com a elevação do membro acometido com uma cunha e a realização de exercícios metabólicos, para que haja melhora do retorno venoso e, consequentemente, absorção do edema.

A utilização do ultrassom e do *laser* terapêutico tem bons resultados para o alívio dor, além de aumentar o fluxo sanguíneo e o metabolismo das células da região, acelerando a absorção de cálcio e, consequentemente, a consolidação óssea.

Mas a mobilização precoce do idoso vítima de trauma é primordial no processo de recuperação, para a manutenção da amplitude de movimento normal. Com isso, a importância da realização de alongamento muscular para mantermos a flexibilidade e de movimentos passivos, ativo-assistidos, ativos e posteriormente exercícios resistidos de flexo extensão do joelho, quadril e tornozelo assim que aja diminuição do quadro álgico, com abstinência total de carga no membro já nos primeiros dias de pós-operatório, ainda no leito, que progridem, assim que possível, para atividade em cadeira de rodas e, finalmente, para deambulação.

Os aparelhos de movimentação contínua passiva (MPC) são recursos terapêuticos muito utilizados nos primeiros dias de pós-operatório para ganho do arco de movimento. Este aparelho é predeterminado a cumprir um ciclo completo de movimento desejado em determinada velocidade.

Os exercícios que englobam o aumento de força muscular e treino funcional, assim como o treino de equilíbrio, proprioceptivos e de postura são incluídos em uma fase do tratamento em que a consolidação óssea é satisfatória, e onde se permita uma descarga de peso total ou parcial no membro afetado. Pois as forças de compressão que atuam sobre o osso, provocadas pela sustentação do peso e pela força exercida pelo músculo, é um estímulo indispensável para a remodelagem do osso.

Podem ser utilizados exercícios contra resistência manual, com caneleiras e faixas elásticas para o fortalecimento de grupos musculares específicos, que se atrofiaram devido ao tempo de inatividade dos membros inferiores dentre eles podemos citar os flexores, extensores, abdutores e adutores do quadril, flexores e extensores do joelho. Já o fortalecimento global de toda extremidade, utilizando a técnica de Kabat, só será realizada após consolidação da fratura, pois realiza rotações que, no caso de uma fratura não consolidada, pode levar a uma nova fratura local.

A sustentação de peso deve ser iniciada com a realização da transferência de peso para membros inferiores, miniagachamentos e exercícios de reeducação neuromuscular proprioceptiva com o balance, dicobol, balancinho e as pranchas de Freeman. Após esta etapa inicia-se o treino de marcha em superfícies acolchoadas primeiramente e posteriormente em superfícies irregulares, em escadas e rampas. O treino de marcha deve iniciar-se com descarga parcial de peso através do auxílio de dispositivos auxiliares (andadores, muletas e bengalas), e com a evolução da consolidação óssea pode-se realizar descarga total durante a deambulação sem o auxílio dos mesmos.

A propriedade física da água, somada aos exercícios, denominada hidrocinesioterapia, é outro método fisioterapêutico que pode cumprir com a maioria dos objetivos físicos propostos num programa de reabilitação. O meio aquático é considerado seguro e eficaz na reabilitação do idoso, pois os exercícios na água proporcionam inúmeros benefícios, como: relaxamento muscular, reduz a sensibilidade à dor e espasmos musculares devido ao aquecimento da água; diminui a atuação da força da gravidade pela ação da flutuação o que facilita a movimentação articular; aumenta a força e resistência muscular em decorrência de viscosidade da água, pois todo movimento realizado sob imersão é contrarresistido; aumenta a circulação periférica pela pressão hidrostática existente; melhora o condicionamento cardiorrespiratório, a consciência corporal, o equilíbrio e a estabilidade do tronco o que contribui para a moral e autoconfiança do paciente. Por meio desses benefícios pode-se alternar atividades fisioterápicas no solo e na água.

É de extrema importância que no final da reabilitação sejam realizados exercícios funcionais que normalmente o idoso pratica, para que assim possa voltar a realizar as suas AVD's normalmente sem depender do auxílio de terceiros.

Em grande parte, a reabilitação do paciente idoso é dependente de sua motivação, de alterações neurocomportamentais, inclusive de memória ou de humor, bem como das dificuldades psicológicas decorrentes especificamente do acidente que o levou a fratura. De fato, considerações psicológicas, somadas a bons cuidados da fratura do paciente geralmente podem prevenir desânimo, depressão e preocupação indevida em relação ao seu futuro.

TRATAMENTO CIRÚRGICO

São raras as circunstâncias em que se opta pelo tratamento conservador, como em um processo infeccioso no membro inferior ipsilateral a fratura ou nos casos em que o hospital não possui o material mínimo adequado para a realização do procedimento cirúrgico. Mesmo nestes casos esse tipo de tratamento com pino para tração e posteriormente a colocação de gesso pelvipodálico deve ser considerado temporário.

Um dos principais objetivos do tratamento cirúrgico é a diminuição das incidências de morbidade e mortalidade provocadas pela fratura do fêmur. Vários métodos de osteossínteses proporcionam fixação rígida e segura para o foco da fratura, mas a indicação para a colocação irá depender de diversos fatores, dentre eles o local, o traço e o tamanho da fratura.

Dos diversos tipos de osteossínteses, as hastes intramedulares são indicadas para fraturas no terço médio do fêmur de traço simples, transversa ou oblíqua curta. Já as placas e parafusos são utilizados em fraturas subtrocantéricas, supracondilares, em casos de retardo de consolidação não infectada e de fraturas cominutivas, nesta situação utilizam-se as placas em pontes. Enquanto os fixadores externos são usados, principalmente, em fraturas expostas graves e em pseudoartroses infectadas. Nas fraturas complexas que atingem a região proximal do fêmur e que possui grande risco de falha na consolidação óssea, pode-se fazer uso das artroplastias.

O tipo de material utilizado e o tipo de fixação que esse material promove contribuem para ganhos funcionais, pelo simples fato do paciente poder ser liberado para a realização de atividade precocemente, gerando, inclusive, maior confiança e condições emocionais positivas ao paciente.

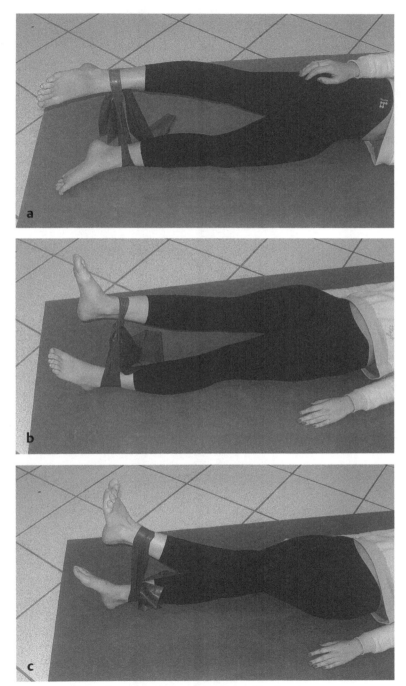

Fig. 6-1. (a-e) Fortalecimento de membro inferior. *(Continua.)*

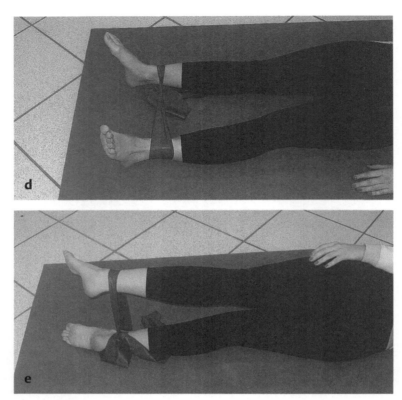

Fig. 6-1. *(Cont.)*

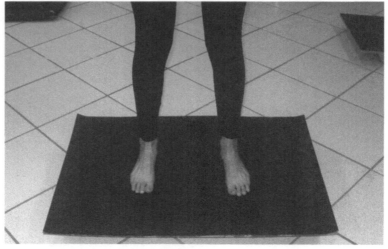

Fig. 6-2. Treino de equilíbrio e propriocepção.

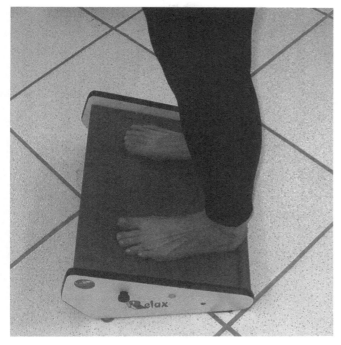

Fig. 6-3. Alongamento de musculatura posterior.

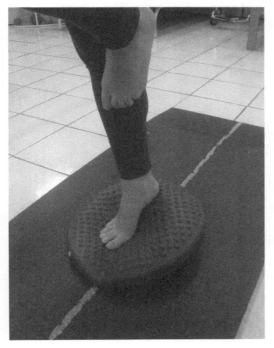

Fig. 6-4. Equilíbrio e propriocepção.

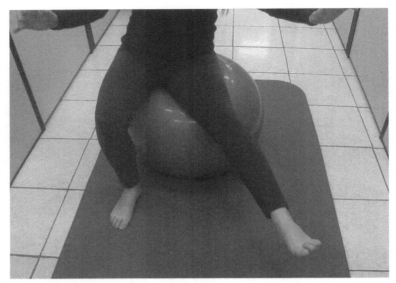
Fig. 6-5. Equilíbrio e transferência de peso.

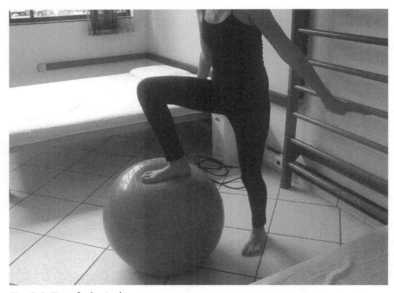
Fig. 6-6. Transferência de peso.

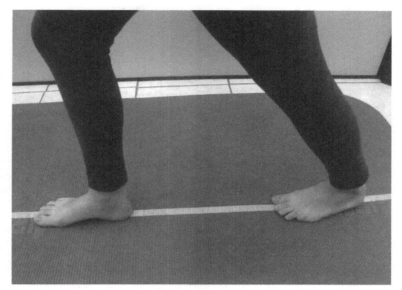

Fig. 6-7. Alongamento e coordenação.

BIBLIOGRAFIA

Adams JC, Hamblen DL. Manual de fraturas. São Paulo: Artes Médicas; 1994:309.
Barbosa MLJ, Nascimento EFA. Incidência de internações de idosos por motivo de queda em hospital geral em Taubaté. Revista de Biociência Taubaté. 2001;7(1):35-42.
Browner BD, Jupiter JB, Levine AM, et al. Traumatismo do sistema musculoesquelético: fraturas, luxações, lesões ligamentares. São Paulo: Manole; 2000.
Chikude T, Fujiki EN, Honda EK, et al. Avaliação da qualidade de vida dos pacientes idosos com fratura do colo do fêmur tratados cirurgicamente pela artroplastia parcial do quadril. Revista Acta Ortopédica Brasileira, São Paulo. 2007;15(4):197-9.
Dohnert MB, Azevedo LAO, Raffone AM, et al. Estudo comparativo entre um ou dois atendimentos fisioterápicos diários em pacientes com fratura proximal de fêmur. Fisioterapia em Movimento, Curitiba. 1992;5(1):32-44.
Lustosa LP, Bastos EO. Fraturas proximais do fêmur em idosos: qual o melhor tratamento? Acta Ortopédica Brasileira, São Paulo. 2009;17(5):309-12.
Mangione KK, Craik RL, Tomlinson SS, et al. Can elderly patients who have had a hip fracture perform moderate to high-intensity exercise at home? Physical Therapy. 2005;85(8):727-39.
Mendelsohn ME, Overend TJ, Petrella RJ. Effect of rehabilitation on hip and knee proprioception in older adult after hip fracture: a pilot study. Am J Physical Med Rehabilitation. 2004;83(8):624-32.
Montenegro SMRS, Silva CAB. Os efeitos de um programa de fisioterapia como promotor de saúde na capacidade funcional de mulheres idosas institucionalizadas. Revista Brasileira de Geriatria e Gerontologia, Rio de Janeiro. 2007;10(2):161-78.
Moraes FB, Silva LL, Ferreira FV, et al. Avaliação epidemiológica e radiológica das fraturas diafisárias do fêmur: estudo de 200 casos. Revista Brasileira de Ortopedia, Rio de Janeiro. 2009;44(3):199-203.
Muniz CF, Arnaut AC, Yoshida M, et al. Caracterização dos idosos com fratura de fêmur proximal atendidos emhospital escola público. Revista Espaço para a Saúde, Londrina. 2007;8(2):33-8.

ARTROPLASTIA TOTAL DE QUADRIL E JOELHO

CAPÍTULO 7

Lia Mara Wibelinger

ARTROPLASTIA TOTAL DE JOELHO

A cirurgia está indicada em indivíduos que têm muita dor e que apresentam comprometimento da funcionalidade, ou onde o processo de degeneração da cartilagem já se encontra em estágio avançado e os tratamentos conservadores tornam-se ineficazes, aí chega a hora de indicar o implante.

- *Dor constante:* quando o joelho dói, mesmo ao repouso, e a dor aumenta ao mínimo esforço.
- *Limitação de atividades de vida diária*: atividades simples, como levantar-se de uma cadeira ou caminhar, causam muita dor.
- *Crepitação intensa*: o paciente tem a sensação de ter areia dentro do joelho.
- *Derrame articular e edema*: inchaço constante que aumenta ao esforço.
- *Deformidades (genuvalgo ou genuvaro)*: por causa do desgaste, a articulação do joelho deforma-se.
- *Idade avançada*: acima de 60 anos, exceto em casos de extrema necessidade de que o implante é feito abaixo desta idade.

Cirurgias Malsucedidas

Dentre os fatores que predispõem a cirurgia estão:

- A osteoartrite.
- A artrite reumatoide.
- As artroses pós-traumáticas e a osteonecrose.

Tratamento

Dentre as alternativas terapêuticas para tentar sanar o problema, estão:

- Uso de medicamentos (condroitina/glicosamina).
- Artroscopia (*toilette*/microfraturas).
- Fisioterapia.
- Hidroterapia.

Avaliação Fisioterapêutica

O ideal é que a avaliação tenha início já no período pré-operatório, onde se deve ter noção de como está a força muscular do membro operado e do membro contralateral, dos membros superiores onde se fará a descarga de peso no momento do uso de dispositivos auxiliares.

- Avaliar a amplitude de movimento articular.
- Avaliar a força muscular.
- Avaliar o equilíbrio e a propriocepção.
- Avaliar a marcha.

Objetivos de Tratamento

No pós-operatório é importante que se tenha cuidado em relação à cicatriz (sinais de infecção e deiscência na cicatriz), incentivar a posição ortostática e a descarga de peso com uso de andador, manter o membro em extensão total para evitar o de déficit de extensão.

Conduta Fisioterapêutica

A reabilitação dura em torno de 4 meses e é uma fase em que se preconiza, inicialmente, a manutenção da amplitude de movimento articular.

Também é muito importante que o membro contralateral (não operado) seja mantido em movimento, pois durante o processo de reabilitação ocorre uma sobrecarga maior neste.

Após essa primeira fase é possível dar início ao fortalecimento muscular e ao treino funcional gradativo, onde o paciente treinará as atividades diárias, como subir e descer escadas, levantar-se da cadeira sem ajuda e descer da cama, entre outras.

A educação do paciente é importante para recuperar sua independência.

A alta é dada com 4 a 5 meses de pós-operatório e indica-se que ele mantenha uma atividade física leve, como hidroginástica, para fazer controle de peso e manter a musculatura íntegra.

Após a cirurgia dentro de 6 semanas, a maioria dos pacientes consegue andar, muitos deles até sem o auxílio de uma bengala. O paciente, provavelmente, se sentirá bem o suficiente para dirigir um carro dentro de 7 a 8 semanas.

- Crioterapia.
- Exercícios metabólicos.
- Exercícios isométricos de glúteos, quadríceps e ísquios.
- Exercícios de mobilidade articular de joelho, quadril e tornozelo.
- Posicionamento.
- Fortalecimento muscular.
- Estabilidade postural.
- Descarga de peso.
- Exercícios ativos livres do membro contralateral.
- Propriocepção e equilíbrio.
- Marcha com apoio parcial.

ARTROPLASTIA TOTAL DE QUADRIL

É o nome que se dá à cirurgia de substituição da articulação do quadril (prótese total do quadril), que é realizada quando se substitui o quadril danificado por um sistema de materiais artificiais, as próteses.

As próteses podem ser feitas de diferentes materiais: como metal, cerâmica, titânio, polietileno.

A articulação do quadril é formada por uma parte chamada de cabeça femoral, que é o osso da coxa, e uma cavidade chamada de acetábulo, que fica no osso da bacia. A junção destas estruturas permite uma grande estabilidade articular que possui a enorme função de suportar o peso do corpo. A cartilagem que recobre tais estruturas é extremamente importante no papel de impedir o contato ósseo e favorecer o deslizamento entre as partes.

Para a indicação de cirurgia leva-se em consideração a intensidade da dor e a funcionalidade do indivíduo. A artroplastia total do quadril está indicada nos casos de dor grave incapacitante, secundária à artrose, que não apresentou melhora com o tratamento clínico estabelecido.

A fisioterapia tem como função a manutenção da amplitude de movimento e do tônus muscular. É extremamente importante o controle do peso em paciente que possui a indicação da cirurgia.

Dor

Quando a cartilagem sofre algum tipo de deterioração, os ossos do fêmur (cabeça do fêmur) e da bacia (acetábulo) passam a ter um contato direto, osso a osso, e como os ossos são inervados, desencadeiam um processo doloroso e aparece a dificuldade na realização do movimento do quadril. Essa diminuição no movimento é chamada de limitação do movimento, que interfere na realização das atividades rotineiras (a dor possui caráter progressivo e limitante).

Os benefícios da cirurgia estão no alívio da dor, restabelecimento da qualidade do movimento do quadril, retorno às atividades diárias e melhor qualidade de vida.

Cuidados antes da Cirurgia

É importante lembrar que à medida que a degeneração desenvolve, o seu organismo busca mecanismos compensatórios para diminuir a dor. Em virtude da limitação funcional inicia-se um processo de atrofia da musculatura (desuso causado por atividade antiálgica). Algumas atividades orientadas por fisioterapeutas são encorajadas, porém, a dor do paciente é sempre respeitada. Esses exercícios são extremamente simples e visam à melhora da circulação do sangue nas pernas, além do reforço da musculatura, ajudarão a evitar a formação de trombos e a sua complicação mais grave, a embolia pulmonar. Se estiver deitado, puxe os dois tornozelos para cima com o máximo de força na musculatura da perna, por cerca de 10 segundos.

Após a Cirurgia

A luxação pode ocorrer caso não se mantenha seu quadril na posição correta durante o processo de cicatrização. A cicatrização pode variar de 4 a 6 meses e é nesse momento que você deve ter o máximo de cuidado. A flexão acima de 90 graus com rotação interna pode resultar em luxação, assim, a primeira coisa que deve ser feita é saber o que é um lugar baixo para você. Uma dica fácil para descobrir o que é baixo é saber que todo lugar que estiver abaixo do seu joelho é baixo para você. Normalmente esses lugares são a cama, a poltrona da sala, o vaso sanitário, por isso a necessidade de cadeira de banho ou de um adaptador de vaso sanitário.

Avaliação Fisioterapêutica

- Avaliação da dor.
- Avaliação da amplitude de movimento articular.
- Avaliação da força muscular.

Conduta Fisioterapêutica

No pós-operatório imediato não deixar o membro em adução, a flexão não deve ser maior que 90 graus e evitar a rotação interna. Não dormir sobre o lado operado.

Em função das alterações fisiológicas do processo de envelhecimento humano é importante que se tenha cuidado com tapetes, passadeiras e desníveis dentro de casa, para evitar quedas neste período de reabilitação.

- Crioterapia.
- Exercícios isométricos.
- Exercícios de mobilidade articular.
- Posicionamento.
- Exercícios respiratórios.
- Mobilidade da patela.
- Fortalecimento muscular.
- Estabilidade postural.
- Descarga de peso.
- Exercícios ativos livres.
- Propriocepção e equilíbrio.
- Marcha com apoio parcial.

Exemplos de Exercícios

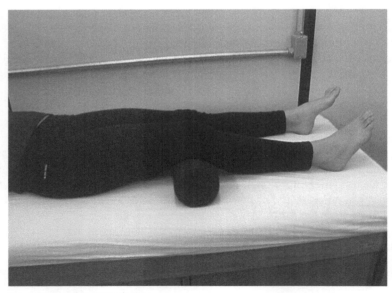

Fig. 7-1. Exercícios isométricos.

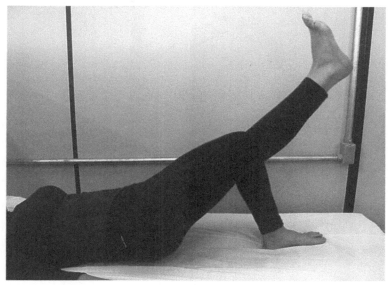
Fig. 7-2. Fortalecimento de membro inferior sem carga.

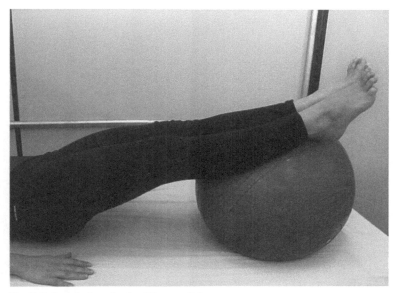
Fig. 7-3. Fortalecimento de glúteos e abdome.

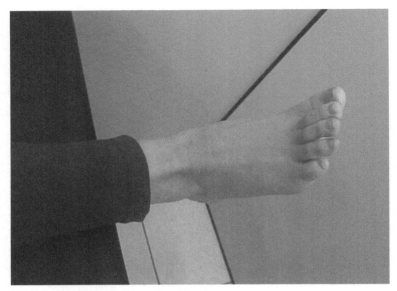

Fig. 7-4. Mobilidade do tornozelo e pé.

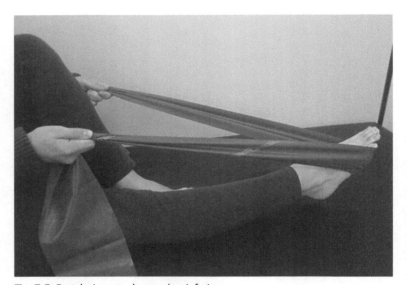

Fig. 7-5. Fortalecimento do membro inferior.

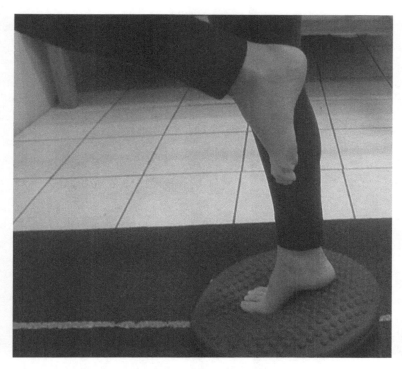

Fig. 7-6. Equilíbrio e propriocepção.

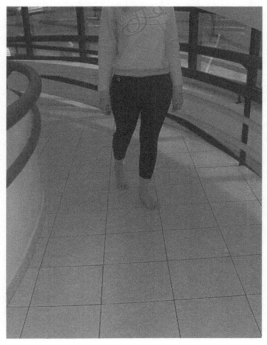

Fig. 7-7. Subir rampas.

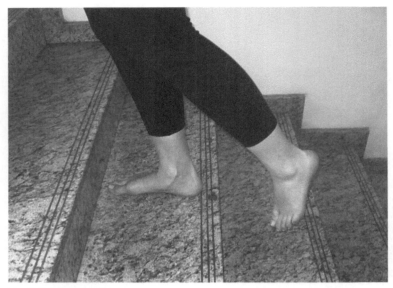

Fig. 7-8. Subir escadas.

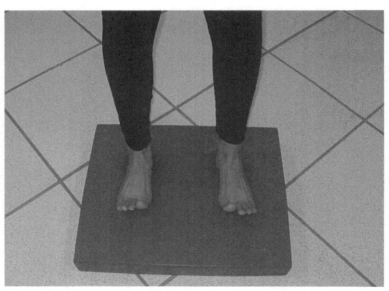

Fig. 7-9. Equilíbrio e propriocepção.

ARTROPLASTIA TOTAL DE QUADRIL E JOELHO

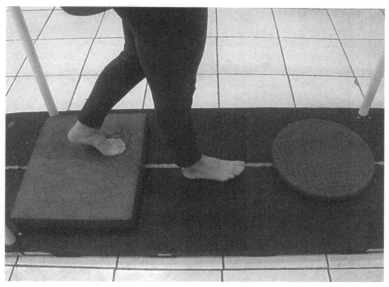

Fig. 7-10. Treino de marcha.

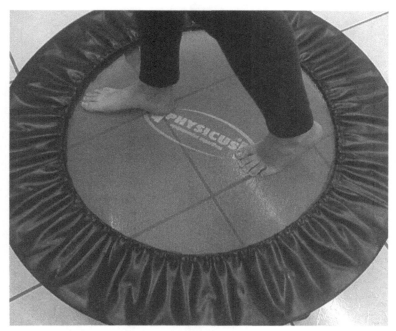

Fig. 7-11. Treino de equilíbrio e transferência de peso.

BIBLIOGRAFIA

Alencar PGC, Filho AR, Koyama RE, et al. Artroplastia total do joelho em pacientes portadores de artrite reumatoide. Rev Bras Reumatol. 1994;34:19-22.

Beaupre LA. Exercise combined with continuous passive motion on slider board therapy compared with exercise only: a randomized controlled trial of patients following total knee arthroplasty. Phys Ther. 2001;81:1029-38.

Camanho GL. Patologia de joelho. São Paulo: Sarvier; 1996:359.

Camanho GL. Tratamento da osteoartrose do joelho. Rev Bras Ortop. 2001;36:135-40.

Cecin HA, Galati MC, Ribeiro ALP, et al. Reflexões sobre a eficácia do tratamento fisiátrico da osteoartrose. Rev Bras Reumatol. 1995;35:270-8.

Gould III JA. Fisioterapia na ortopedia e na medicina do esporte. 2. ed. São Paulo: Manole, 1993:691.

Herborg JS, Nilsson BE. The natural course of untreated osteoarthritis of the Knee. Clin Orthop. 1977;123:130-7.

Insall JN. Surgery of the Knee. 2nd ed. New York: Churchill Livingstone;1993.

Marques AP, Kondo A. A fisioterapia na osteoartrose: uma revisão de literatura. Rev Bras Reumatol. 1998;38:83-90.

Salter RB. Distúrbios e lesões do sistema musculoesquelético. 2. ed. Rio de Janeiro: Médica e Científica; 1985:556.

Spósito MMM, Santos MH, Oba SR, et al. Reabilitação na prótese total do joelho. A Folha Médica. 1988;96;372-4.

OSTEOPOROSE

CAPÍTULO 8

Lia Mara Wibelinger

INTRODUÇÃO

A osteoporose é uma doença reumática assintomática, lenta e progressiva, e é uma das doenças metabólicas mais comuns. Caracteriza-se por diminuição da massa óssea e deterioração do tecido ósseo, causando aumento da fragilidade óssea e, consequentemente, tornando o indivíduo mais suscetível a fraturas, com subsequente redução dos níveis minerais ósseos, o que diminui a resistência do osso.

Caracteriza-se pelo comprometimento da resistência e da qualidade óssea e está relacionada com a presença de alterações na densitometria óssea, o que predispõe a aumento do risco de fraturas, principalmente nos idosos.

A osteopenia é quando a perda é de 1 a 2,5 desvios-padrão (DP) identificados pelo exame; osteoporose, quando a perda é maior do que 2,5 DP.

É uma doença insidiosa que pode evoluir durante muitos anos sem ocorrer qualquer sintoma; a doença é assintomática, a não ser que ocorra uma fratura.

As primeiras manifestações clínicas surgem quando a perda de massa óssea chega a aproximadamente 30-40%.

As doenças osteometabólicas englobam grande número de condições clínicas. As situações clínicas em que ocorre osteopenia, mais frequentemente encontradas no consultório do ortopedista, são a osteoporose e a osteomalacia.

Com o aumento da expectativa de vida da população mundial e, consequentemente, com o aumento no número de idosos, acaba-se fazendo com que seja muito importante a prevenção.

INCIDÊNCIA

Pode acometer ambos os gêneros, mas nas mulheres é mais frequente (5 mulheres acometidas por osteoporose para 1 homem, no grupo etário dos 50 anos), principalmente após a menopausa. Nesta etapa da vida da mulher acontece aumento da renovação e diminui a formação óssea em cada unidade de remodelação, o que leva a uma perda de massa óssea.

A osteoporose pode ser classificada em:

- *Osteoporose primária:* abrange os casos de etiologia desconhecida; pode ser dividida em dois tipos, de acordo com a idade e o sexo do paciente:
  - Tipo I (pós-menopáusica) é encontrada nas mulheres além da menopausa entre os 50 e 70 anos de idade.
  - Tipo II (osteoporose senil) é observada em pessoas de ambos os sexos acima dos 70 anos de idade.
- *Osteoporose secundária:* ocorre quando há redução da massa de tecido ósseo por algum processo patológico como os distúrbios endócrinos, falhas na absorção dos nutrientes nas neoplasias ósseas malignas, uso prolongado de medicamentos que afetam o metabolismo ósseo e insuficiência renal.
- *Osteoporose idiopática:* é uma condição rara que acomete ambos os sexos, e só pode ser assim definida após a exclusão de todas as causas potencialmente conhecidas de osteoporose.

Dentre os fatores de risco para a ocorrência de osteoporose estão:

- Tabagismo.
- Alcoolismo.
- Gastrectomia.
- Hipofunção gonadal.
- Hemiplegia.
- Hipertireoidismo.
- Inatividade.
- Barbitúricos.
- Tireoidectomia.
- Doença pulmonar obstrutiva.
- Corticosteroides.
- Fatores de risco para a osteoporose:
  - Genéticos e biológicos:
    - História familiar.
    - Raça branca.
    - Escoliose.
    - Osteogênese imperfeita.
    - Menopausa precoce.
  - Comportamentais e ambientais:
    - Alcoolismo.
    - Tabagismo.
    - Inatividade – sedentarismo.
    - Má nutrição.
    - Baixa ingestão de cálcio.
    - Amenorreia induzida por excesso de exercícios.
    - Dieta com alta ingestão de fibras.
    - Dieta com alta ingestão de fosfatos.
    - Dieta com alta ingestão de proteínas.

QUADRO CLÍNICO
História
Muito importante avaliar operações realizadas:

- Uso de medicações e doenças concomitantes, em especial.
- Medicamentos como corticoides, anticonvulsivantes, medicação.
- Para a tiroide, antiácidos e heparina.

Uma das maiores complicações da osteoporose é a fratura de quadril, pois pode levar à morbidade e à mortalidade do indivíduo que é acometido com maior frequência. As complicações mais frequentes são a trombose venosa profunda, a embolia pulmonar e a pneumonia.

Sinais e Sintomas
A osteoporose é doença insidiosa que pode evoluir durante muitos anos sem ocorrer qualquer sintoma.

Então, a doença é assintomática, a não ser que ocorra uma fratura. Como já dissemos, as fraturas mais comuns na osteoporose são as seguintes: fratura por compressão vertebral; fratura do punho e da região do quadril e da extremidade proximal do fêmur, além das fraturas dos arcos costais, da bacia ou do úmero. A manifestação clínica de uma fratura do corpo vertebral, por compressão, será dor na região lombar, que piora com o caminhar e a movimentação do paciente, melhorando com o repouso.

Atualmente o diagnóstico é confirmado pela densitometria óssea. A densitometria de dupla energia baseada em raios X (DEXA) é técnica eficaz, sendo considerada hoje como o padrão ouro para a densitometria óssea.

As indicações para a densitometria óssea são:

- Mulheres com deficiência de estrogênios e com fatores de risco para a osteoporose.
- Indivíduos com terapêutica prolongada com glicocorticoides.
- Indivíduos com anormalidades na coluna vertebral.
- Indivíduos com hiperparatireoidismo primário.
- Controle de tratamento da osteoporose.

Biópsia Óssea
A biópsia óssea é utilizada nos indivíduos em que seja necessária a elucidação de determinada perturbação do metabolismo ósseo.

DIAGNÓSTICO
O diagnóstico precoce é muito importante para o prognóstico da patologia e é realizado através de densitometria óssea e geometria femoral.

Segundo a OMS, a medida da densidade óssea por densitometria com dupla emissão com feixes de raios X é o método diagnóstico de escolha, pois apresenta maior sensibilidade na aferição da quantificação de massa óssea que a ultrassonografia óssea e a tomografia computadorizada quantitativa.

Existe, ainda, mais um recurso da densitometria óssea, a geometria femoral. O método baseia-se na medida do comprimento do eixo do fêmur e informa a respeito de aspectos biomecânicos relacionados com a fratura de fêmur.

TRATAMENTO

O tratamento ideal é o de caráter preventivo.

Uma atenção especial deve ser oferecida ao indivíduo que é acometido pela osteoporose, pois este sofre com as limitações físicas ocasionadas pela queda e provável fratura, levando à dependência de outras pessoas, resultando em afastamento social, tanto pelo medo de uma nova queda quanto por ser um incômodo para a pessoa que o cuida, trazendo sérios problemas psicológicos, como a depressão.

O melhor tratamento para a diminuição da densidade mineral óssea é a profilaxia, como, por exemplo, uma dieta rica em cálcio, vitamina D e com uma ingestão controlada de proteínas.

Também é muito importante a orientação preventiva da população através de palestras e/ou distribuição de cartilhas ilustrativas, contendo informações de como evitar as quedas, também são de grande valia, assim diminuindo os gastos com internações e mantendo a pessoa por mais anos em atividade, gerando um retorno financeiro para o governo, e diminuindo o impacto econômico que a osteoporose proporciona.

ATIVIDADE FÍSICA

A atividade física de baixo impacto mostra-se como um grande aliado, já que aumentando a flexibilidade, a força muscular e a resistência muscular, principalmente de membros inferiores, diminui-se o risco de quedas e fraturas, o que, consequentemente, irá reduzir o número de hospitalizações e mortalidade.

A atividade física bem orientada e regular traz grandes benefícios para os pacientes osteoporóticos, revertendo o processo de enfraquecimento ósseo, melhorando o condicionamento cardiorrespiratório, a força muscular, a coordenação e o equilíbrio, contribuindo para a prevenção de quedas e, consequentemente, fraturas. Estes fatores associados contribuirão para a preservação da qualidade de vida desses indivíduos.

A prevenção é a melhor forma de se evitar a instalação e as complicações da osteoporose e baseia-se na identificação de fatores de risco para a doença; o diagnóstico precoce baseia-se na densidade óssea.

O tratamento de base para a manutenção da massa óssea é baseado em medicamentos inibidores da reabsorção óssea, estimuladores da formação óssea.

TRATAMENTO FISIOTERAPÊUTICO

As estratégias do tratamento fisioterapêutico baseiam-se em três princípios:

1. Fatores de risco.
2. Prevenir a progressão da patologia.
3. Prevenir quedas.

Na realidade, a intervenção fisioterapêutica nos indivíduos com osteoporose não é realizada pela doença em si, mas pelas complicações secundárias a ela, como quedas e fraturas.

AVALIAÇÃO

A avaliação dos pacientes apresentará algum diferencial conforme a idade de quem está sendo avaliado.

Quando se tratar de indivíduos idosos é importante que se leve em consideração o risco de quedas, o déficit de equilíbrio, a perda de força muscular.

Portanto, é muito importante que se avalie:

- *Amplitude de movimento:* por meio da goniometria.
- Mobilidade da coluna lombar:
  - *Teste de Schöber:* com o paciente em pé, medem-se 10 cm acima de L5 e 5 cm abaixo, pede-se para o indivíduo fazer inclinação anterior e mede-se novamente esta distância; o aumento da medida deve ser em torno de 5 cm, abaixo deste valor há sinal de limitação da flexão da coluna lombar.
  - *Sinal de Stibor:* é indicado para medir a mobilidade da coluna toracolombar; tira-se a medida de S1 a C7 e utiliza-se o mesmo princípio do sinal de Schöber.
  - *Flexão anterior:* tira a medida do terceiro dedo ao chão.
  - *Flexão lateral direita e esquerda:* inclina para o lado e tira a medida do terceiro dedo ao chão.
- *Força muscular (avaliação isocinética e subjetiva):* o aparelho isocinético foi desenvolvido no final da década de 1960 e serve para quantificar, em cada indivíduo, em determinada articulação, quanto se tem de resistência, pico de torque, angulação da articulação em que se obteve o pico de torque, trabalho total, potência média, além de outros dados que, individuais ou cruzados, permitem ao fisioterapeuta, profissional de educação física ou médico um conhecimento preciso de como está o grupo muscular que envolve determinada articulação.

É um recurso de reabilitação, havendo opções de variadas velocidades angulares; modos isocinéticos (concêntrico, excêntrico); alguns modelos com modo isotônico, ativo-assistido e até mesmo passivo.

- Avaliação subjetiva:
  - 0 – Ausência de força.
  - 1 – Somente um esboço de movimento.
  - 2 – Força suficiente para mover uma articulação, eliminada a gravidade.
  - 3 – Força suficiente para mover uma extremidade contra a gravidade.
  - 4 – Mais do que 3, mas menos do que 5 – força suficiente para movimentar uma extremidade contra resistência ativa. Esta é uma faixa ampla de força muscular e, algumas vezes, divide-se em 4, 4+, 4++.
  - 5 – Força muscular total e normal.
- Avaliação da postura.
- Avaliação do risco de quedas (em indivíduos com mais de 60 anos de idade pelo processo de envelhecimento).

Este tipo de protocolo deve ser utilizado quando se tratar de indivíduos idosos, pois, pelas perdas fisiológicas secundárias ao processo de envelhecimento, estes ficam mais propensos a cair.

BOX 8-1. Escala de Avaliação de Risco de Quedas de Downton
Somar 1 ponto para cada item com asterisco

1. Quedas anteriores	Não/Sim*
2. Medicamentos	Nenhum
	Tranquilizantes-sedativos*
	Diuréticos*
	Hipotensores (não diuréticos)*
	Antiparkinsonianos*
	Antidepressivos*
	Outros medicamentos
3. Déficit sensorial	Nenhum
	Alterações visuais*
	Alterações auditivas*
	Nos membros*
4. Estado mental	Orientado
	Confuso*
5. Marcha	Normal
	Segura com ajuda
	Insegura, com/sem ajuda*
	Impossível

*3 ou mais pontos positivos indicam risco elevado de quedas.

Prevenção de Quedas e Fraturas

Como acontece com qualquer outra doença crônica, a prevenção das fraturas osteoporóticas é, hoje, foco de muita pesquisa e debate.

A melhora da força nos membros inferiores tem impacto positivo sobre a mobilidade e a independência nas AVDs. Os indivíduos sedentários devem iniciar programas de exercício nos níveis inferiores, aumentando progressivamente a intensidade, de acordo com sua tolerância.

O treinamento de força é apresentado como bom mecanismo para reverter os processos degenerativos associados ao envelhecimento.

É importante que se dê cuidado especial à escolha dos exercícios para a coluna com osteoporose, particularmente quanto aos exercícios de extensão e rotação. A ênfase deve estar sobre os exercícios de mobilidade leve com uma progressão gradual aos exercícios de fortalecimento.

O fortalecimento muscular, além dos benefícios já citados, tem relação com a melhora do equilíbrio, visto que este depende, além do sistema nervoso central (visual vestibular, auditivo, sensorial e motor), da força muscular dos membros inferiores, principalmente dos músculos da coxa (quadríceps e isquiotibiais).

Fisioterapia

A fisioterapia tem uma importância fundamental no tratamento da osteoporose, nos quais se destacam os benefícios cardíaco, respiratório, muscular e ósseo, contribuindo para a melhora da qualidade de vida desses pacientes.

Objetivos de Tratamento

- Aumentar ou manter a amplitude de movimento articular e a força muscular.
- Aliviar a dor (se existir).
- Prevenir quedas e consequente risco de fraturas.
- Reduzir a perda de massa óssea.
- Manter a qualidade de vida.
- Recuperar a capacidade funcional.
- Manter ou aumentar a capacidade respiratória.
- Reduzir a contratura muscular (quando existir).
- Melhorar a postura e a marcha.
- Melhorar o equilíbrio.
- Recuperar a coordenação e o condicionamento físico.

Quando o tratamento fisioterapêutico for pós-queda, é importante que se restaure a confiança do indivíduo, visto que, principalmente, indivíduos idosos têm mais propensão a quedas e ainda medo de voltar a cair novamente.

Conduta Fisioterapêutica

A conduta fisioterapêutica vai basear-se sempre nos sinais e sintomas decorrentes das complicações que possam estar agregadas ao quadro clínico da osteoporose.

Quando se tratar de reabilitação pós-fratura de quadril, teremos que dar ênfase à mobilidade, força muscular, redução do edema e funcionalidade do indivíduo.

- Crioterapia: principalmente quando existir edema.
- Calor superficial: para promover o relaxamento muscular e facilitar a realização dos exercícios.
- Correntes elétricas de baixa frequência – TENS.
- Eletroacupuntura.
- Massagem: relaxamento.
- Atividade física orientada.

Cinesioterapia

- Exercícios isotônicos, isométricos e respiratórios.
- Fortalecimento dos músculos abdominais.
- Exercícios de sustentação de peso (Fig. 8-1).
- Exercícios para postura (alongamento da coluna) (Fig. 8-2).
- Fortalecimento e extensão da coluna.
- Fortalecimento dos glúteos e quadris.
- Exercícios de equilíbrio e coordenação (Figs. 8-3 a 8-7).
- Fortalecimento de membro inferior (Figs. 8-8 e 8-9).
- Alongamento de membro inferior (Figs. 8-10 e 8-11).

Hidrocinesioterapia

A hidrocinesioterapia tem o objetivo de trazer um benefício global ao indivíduo, pois visa a melhora da postura, a mobilidade e a confiança, o alívio da dor, o fortalecimento muscular, a transferência de peso, o equilíbrio e a marcha.

A sessão deve ser dividida entre exercícios de aquecimento, alongamento, fortalecimento e relaxamento.

Também é importante que haja uma evolução orientada do exercício, como aumento de repetições, resistência e velocidade.

Exemplo de Exercícios

- Rodar os ombros e estendê-los, flexionar, abduzir e aduzir e rodar os braços e os punhos.
- Andar de lado.
- Caminhar em diferentes velocidades; andar de lado, andar para frente e para trás, levantar a perna.
- Colocar o pé para frente, para o lado e para trás.
- Andar apoiando-se no calcanhar, de lado e de frente.
- Andar na ponta do pé.
- Andar levantando a perna e o braço contrário.

Os exercícios físicos devem ser realizados de forma regular 3 vezes por semana. O melhor é caminhar, correr, dançar, jogar tênis ou praticar esporte coletivo como futebol, voleibol, basquetebol.

- Exercícios com carga corporal.
- Caminhada 4 × por semana.

Prevenção de deformidades, como a hipercifose torácica pela correção postural e prevenção de quedas para evitar fraturas.

Quando tiver ocorrido fratura pode-se fazer uso de meios físicos analgésicos como a eletroestimulação e a termoterapia, se necessário, pode-se fazer uso de ortetização.

Caminhar (aproximadamente 40 minutos, de preferência todos os dias) respeitando sempre os limites de cada um e o conselho do seu médico, é uma indicação para idosos.

A fisioterapia na osteoporose é uma grande aliada para o fortalecimento dos ossos e músculos, trazendo ainda benefícios cardíacos e respiratórios. Os exercícios de fisioterapia ajudam na prevenção de quedas e, consequentemente, fraturas, que são características desta doença.

Na fisioterapia serão realizados exercícios físicos utilizando esteira, pesos e bolas, não tanto para aumentar a massa óssea, mas com a intenção de melhorar o equilíbrio, a força muscular, a coordenação motora e aumentar a amplitude de movimentos, melhorando, consequentemente, a qualidade de vida do indivíduo.

O tratamento fisioterapêutico utilizado o método Pilates e a reeducação postural global (RPG) também alcançam bons resultados. No entanto, é importante ressaltar que o tratamento da osteoporose também inclui a suplementação de cálcio e de vitamina D, além do aumento da ingestão de alimentos ricos em cálcio como leite, iogurte e queijo.

Exemplos de Exercícios

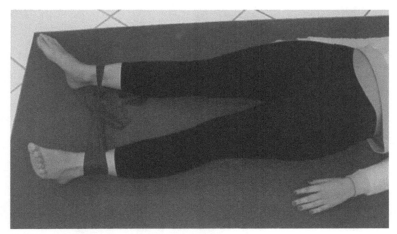

Fig. 8-1. Fortalecimento de membro inferior.

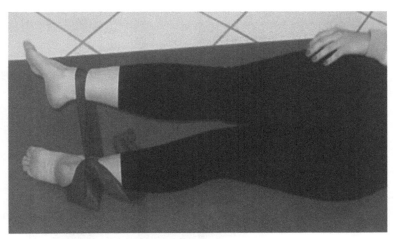

Fig. 8-2. Fortalecimento de membro inferior.

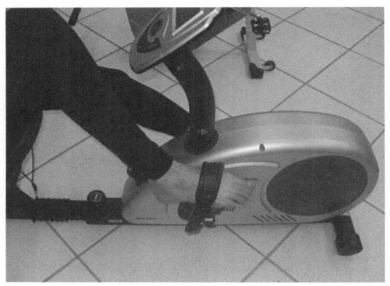

Fig. 8-3. Exercício de mobilidade de membro inferior.

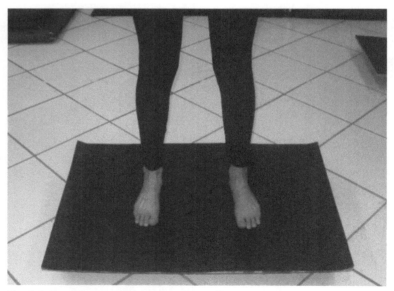

Fig. 8-4. Exercício de equilíbrio e propriocepção.

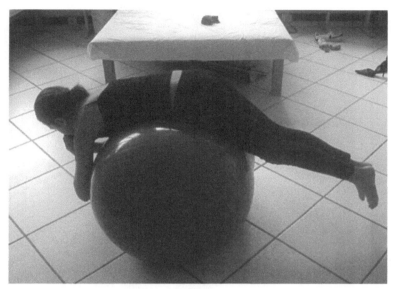
Fig. 8-5. Alongamento de cadeia posterior.

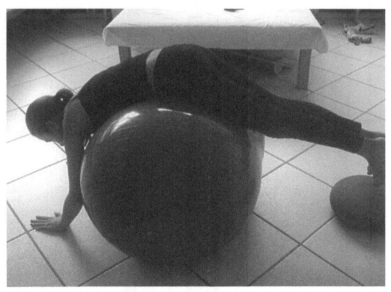
Fig. 8-6. Alongamento, relaxamento e equilíbrio.

CAPÍTULO 8

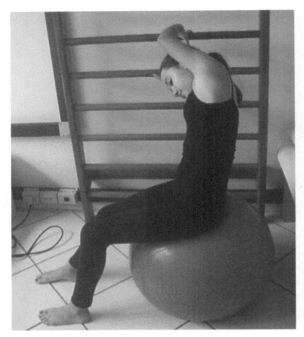

Fig. 8-7. Alongamento de musculatura lateral.

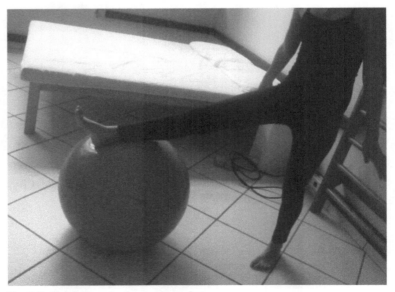

Fig. 8-8. Fortalecimento de membro inferior.

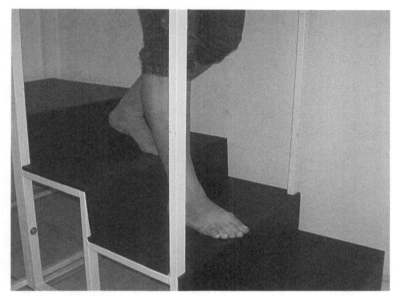

Fig. 8-9. Descer escadas.

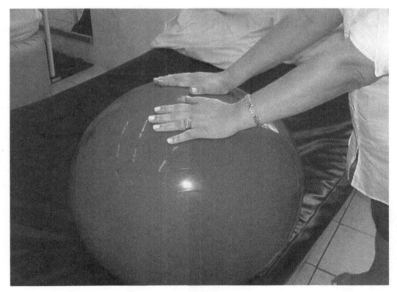

Fig. 8-10. Transferência de peso.

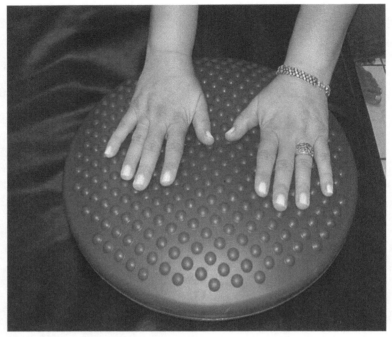

Fig. 8-11. Transferência de peso.

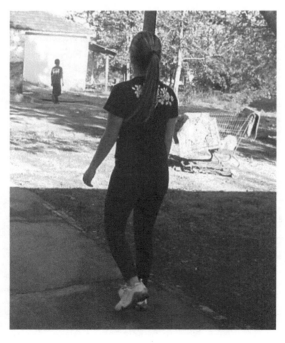

Fig. 8-12. Treino de marcha e equilíbrio.

BIBLIOGRAFIA

Arayssi TK, Tawbi HA, Usta IM, et al. Calcitonin in the treatment of transient osteoporosis of the hip. Semin Arthritis Rheum. 2003;32:388-97.

Campos LMA, et al. Osteoporose na infância e na adolescência. J Pediatr. 2003;79(6):481-8.

Cantarelli FB, Simções MFJ, Oliveira LM, et al. Qualidade de vida em pacientes com fraturas por osteoporose: adaptação cultural, reprodutibilidade e validação do Osteoporosis Assessment Questionnaire-OPAQ. Rev Bras Reumatol. 1999;39(1):9-18.

Chiarello B, Driusso P, Radl ALM. Manuais de fisioterapia: fisioterapia reumatológica. São Paulo: Manole; 2005.

Cossermelli W. Terapêutica em reumatologia. São Paulo: Lemo; 2000:1287.

David C, Lloyd J. Reumatologia para fisioterapeutas. São Paulo: Premier; 2001:245.

Frisoli Jr A. O tratamento da osteoporose no paciente idoso deve ser o mesmo que o da pós-menopausa? Rev Bras Reumatol. 1997;37(4).

Froes NDTC, Pereira ES, Negrelli WF. Fatores de risco da osteoporose: prevenção e detecção através do monitoramento clínico e genético. Acta Ortop Bras. 2002;10(1):52-7.

Fuganello FR, et al. Influência das deformidades posturais na função respiratória de indivíduos osteoporóticos. Fisioterapia em Movimento, Curitiba. 2003;16(1):35-9.

Kare TL. Reumatologia: princípios e prática. Rio de Janeiro: Guanabara Koogan; 1999:341.

Kowalski SC, Sjenzfeld VL, Ferraz MB. Utilização de recursos e custos em osteoporose. Rev Assoc Méd Bras. 2001;47(4):352-7.

Lanzillotti HS, et al. Osteoporose em mulheres na pós-menopausa, cálcio dietético e outros fatores de risco. Rev Nutr, Campinas. 2003;16(2):181-93.

Lerner BR, et al. Cálcio consumido por adolescentes de escolas publicas de Osasco, São Paulo. Rev Nutr, Campinas. 2000;13(1):57-63.

Mantoanelli G, Vitalle MSS, Amâncio OMS. Amenorreia e osteoporose em adolescentes atletas. Rev Nutr, Campinas. 2002;15(3):319-32.

Martins ALP, et al. A incidência de hipercifose em mulheres osteoporóticas. Rev Fisioter UNICID. 2002;1(2):135-40.

Mazzeo RS, Cavanagh P, Evans WJ, et al. Exercícios e atividade física para pessoas idosas. Revista Atividade Física e Saúde. 1998;3(1):48-78.

Montilla RNG, Aldrighi JM, Marucci MFN. Relação cálcio/proteína da dieta de mulheres no climatério. Rev Assoc Méd Bras. 2004;50(1):52-4.

Moreira C, Carvalho P. Reumatologia: diagnóstico e tratamento. 2. ed. Rio de Janeiro: Medsi; 2001.

Navega MT, et al. Efeitos do fortalecimento dos músculos da coxa e treinamento do equilíbrio em mulheres com osteoporose. Fisioterapia em Movimento, Curitiba. 2004;17(2):59-66.

O'Young B, Stiens AS, Young MA. Segredos em medicina física e de reabilitação. Porto Alegre: Artes Médicas, 2000:709.

Pinto Neto AM, Soares A, et al. Consenso brasileiro de osteoporose 2002. Revista Brasileira de Reumatologia. 2002;42(6).

Placzek JD. Segredos em fisioterapia ortopédica: respostas necessárias ao dia a dia em rounds, na clínica, em exames orais e escritos. Porto Alegre: Artmed; 2004:600.

Rennó ACM, et al. Atividade física e osteoporose: uma revisão bibliográfica. Fisioterapia em Movimento, Curitiba 2000 Out.-Mar. 2001;12(2):49-54.

Rennó ACM, et al. Correlação entre o grau de cifose torácica, função pulmonar e qualidade de vida em mulheres com osteoporose. Rev Fisioter Univ São Paulo. 2004;11(1):24-31.

Rocha FAC, et al. Osteoporose e gravidez. Revista Brasileira de Reumatologia. 2005;45(3).

Sambrook P, et al. O sistema musculoesquelético. Rio de Janeiro: Guanabara Koogan; 2001.

Sato E. Reumatologia. São Paulo: Manole; 2004.

Skare TL. Osteoartrite: atualização terapêutica. Revista Brasileira de Medicina. 1999.

Thomson A, Skinner A, Piercy J. Fisioterapia de Tidy. 12. ed. São Paulo: Santos; 2002.

West SG. Segredos em reumatologia: respostas necessárias ao dia-a-dia: em rounds, na clínica, em exames orais e escritos. Porto alegre: Artmed; 2000:663.

OSTEOARTRITE

CAPÍTULO 9

Lia Mara Wibelinger ▪ Juliana Secchi Batista

INTRODUÇÃO

É uma das doenças crônicas mais comuns que acometem o sistema musculoesque-lético, é degenerativa e progressiva, e causa defeitos da integridade na cartilagem articular, sendo que esta perda de cartilagem ocorre com maior frequência nas áreas de maior carga, esclerose do osso subcondral, cistos subcondrais, osteófitos marginais, aumento do fluxo sanguíneo metafisário e graus variáveis de inflamação sinovial. É um processo anormal entre a destruição e a regeneração da articulação, ou seja, há mais destruição. A articulação ou cartilagem é constituída de água e uma matriz proteica (conjunto de proteínas). Quando ocorre um desequilíbrio nestes constituintes, a destruição da cartilagem é maior que a reparação, o que causa a osteoartrite. Este desequilíbrio é comum acontecer com os idosos em razão do processo de envelhecimento natural que gera desidratação e perda de proteínas.

Tem evolução lenta e os sintomas iniciais desenvolvem-se de forma discreta e mal definida, passando despercebidos na maioria das vezes.

Acomete indivíduos de ambos os sexos, mas com maior frequência as mulheres, em uma faixa etária entre 40 a 50 anos de idade. Nos indivíduos do sexo masculino, o aparecimento dos sintomas da doença se dá um pouco mais tarde, em torno dos 60 anos. Pode acontecer em indivíduos mais jovens que tiveram um trauma no local, infecção e sobrecarga na articulação (excesso de peso ou movimentos repetitivos com impacto, como nos atletas). Pode ser genética também.

Apesar de sua incidência aumentar com a idade, não é considerada doença exclusiva do idoso.

O enrijecimento articular pós-repouso ou matinal é comum e de curta duração (no máximo 30 minutos, quando o caso não for muito severo).

CLASSIFICAÇÃO

Osteoartrite Primária

Compromete articulações até então consideradas normais.

Osteoartrite Secundária

Acontece em qualquer idade, ocorrendo em articulações previamente lesionadas por outras doenças articulares ou endócrino-metabólicas, por trauma ou por defeitos congênitos da articulação.

116

Dentre as articulações mais acometidas estão as articulações dos dedos das mãos, da coluna vertebral (em particular da coluna cervical e lombar) e aquelas que suportam o peso do corpo, como os quadris, joelhos e pés. Afeta as articulações periféricas (mãos, joelhos, ombros, tornozelos, cotovelos) e axiais (coluna e quadril).

A artrose das mãos apresenta nódulos em suas articulações que são chamados de nódulos de Heberden (distais) e Bouchard (mais próximas das mãos).

A rizoartrose é a artrose localizada na base do polegar e é frequente em pessoas que utilizam muito o movimento de pinça como costureiras e cabelereiros. Algumas atividades rotineiras podem piorar a deformidade das mãos, como esfregar roupas com a ponta dos dedos: tricotar, fazer crochê etc.

Graduação radiológica realizada ou estabelecida em 1957 por Kellgren e Lawrence:

- *Grau 0:* nulo (sem sinais de osteoartrite).
- *Grau 1:* duvidoso (questionável diminuição do espaço articular e possível labiação osteófitária).
- *Grau 2:* mínimo (presença de osteófito e ausência ou diminuição duvidosa do espaço articular).
- *Grau 3:* moderado (diminuição do espaço articular, osteófitos, certo grau de esclerose e eventual deformidade óssea).
- *Grau 4:* severo (grandes osteófitos. Marcada diminuição do espaço articular, nítida esclerose subcondral e deformidades ósseas).

CARACTERÍSTICAS CLÍNICAS

- *Dor:* é um dos sintomas mais importantes, com a evolução do processo patológico, ela aparece com o uso mínimo e até mesmo ao repouso. Pode ser referida ao subir, descer escadas ou caminhar, e à palpação da articulação.
- *Rigidez:* perdura por um período de 30 minutos nas primeiras horas da manhã, é agravada por repouso e o acometimento de grandes e pequenas articulações pode ser causa de incapacidade.
- *Inflamação:* nem sempre está presente; quando estiver, os sinais e sintomas podem ser dor, edema, desconforto.
- *Edema:* ocorre em períodos de agudização.
- *Perda da mobilidade:* ocorre em razão da degeneração da cartilagem, aos espasmos musculares secundários à dor e fraqueza muscular pelo desuso da articulação, como reação protetora decorrente do quadro doloroso.
- *Atrofia muscular:* os músculos podem tornar-se atróficos ou hipotônicos.
- Fraqueza muscular.
- *Deformidades:* ocorre por um alinhamento defeituoso da articulação.
- *Alteração da função:* altera-se em decorrência da dor, da perda de amplitude de movimento e da força muscular.
- *Instabilidade articular:* acontece pela perda de congruência da cartilagem.

DIAGNÓSTICO

- História do paciente.
- Exame clínico das articulações afetadas.
- Estudo radiográfico.

TRATAMENTOS
- Farmacológico:
  - Sulfato de glucosamina.
- Cirúrgico:
  - Há vários tipos de cirurgias para o tratamento da dor na artrose, mas a que vai trazer maior benefício para o paciente é a artroplastia total da articulação.

  As indicações de cirurgias são para pacientes com as seguintes características:

A) Dor persistente e intensa mesmo com o tratamento medicamentoso e de reabilitação.
B) Diminuição de movimento articular.
C) Perda de função e qualidade de vida.
D) Alterações nas articulações ao redor e nas compensatórias.

- Tratamento não farmacológico:
  - Conscientização do paciente sobre a doença, enfatizando que se intervindo o mais precoce possível, não ocorre condição de incapacidade funcional.
  - O tratamento deve basear-se em medicamentos e terapia física.
  - Orientação nutricional (pois para indivíduos com osteoartrose, principalmente em membros inferiores, o peso é um sério agravante da condição clínica e até mesmo funcional).
  - Inicialmente é importante que os exercícios físicos sejam prescritos e realizados de forma individualizada, mas quando o indivíduo está totalmente independente, a terapia em grupo é bastante recomendada.
  - Utilização de órteses quando se fizer necessário.
  - Orientações ergonômicas, como o uso de cadeiras mais altas e firmes em vez de macias e baixas, para pacientes com osteoartrose de joelhos.
  - Fisioterapia e terapia ocupacional.
- Fisioterapêutico:
  - Tratamento fisioterapêutico.

AVALIAÇÃO FISIOTERAPÊUTICA
A história do paciente, a queixa principal, o início dos sintomas e a profissão são fatores importantes ao se realizar a anamnese.

COMO AVALIAR A DOR?
As avaliações da dor são sempre de forma subjetiva, ou seja, eu avalio a dor em um momento, mas é importante que saibamos que vários fatores podem interferir na fidedignidade deste dado, por exemplo: turno (manhã, tarde ou noite), uso de medicamentos, estado emocional...

A dor pode ser avaliada mediante o uso dos protocolos abaixo:

Escala Visual Analógica da Dor
0 (sem dor) _____ 10 (dor insuportável)

Artralgia	( ) Sim ( ) Não deformidade

( ) Poliartralgia ( ) Monoartralgia ( ) Artrite ( ) Indeterminado ( ) Cifose ( ) Torácica ( ) Lombar

( ) Pequenas articulações ( ) Grandes articulações ( ) Mãos ( ) Pés ( ) Articular

Localização

Rigidez matinal	( ) Sim ( ) Não
Lombalgia	( ) Sim ( ) Não

1. Ocasional

2. Contínua, mas não limitante

3. Contínua e limitante

Especificar: ( ) Comum/postural ( ) Radiculopatia

( ) Espondilite anquilosante ( ) Aguda

Ombro doloroso	( ) Sim ( ) Não
Rigidez generalizada	( ) Sim ( ) Não
Peso ou fraqueza nos membros inferiores	( ) Sim ( ) Não

Pés

( ) Joanete ( ) Ceratose plantar ( ) Úlceras ( ) Unha encravada

( ) Calcaneoalgia ( ) Onicomicose ( ) Calçados inadequados

Natureza da dor:

- Localizada ou difusa.
- Uni ou bilateral.
- Contínua ou aguda.
- Presente apenas com atividade.
- Presente constantemente.
- Piora à noite ou com repouso.
- Associada a sintomas sensoriais.

DESENHO DA DOR (MAPA CORPORAL): descrever quais articulações já foram acometidas e quais estão agudizadas; é preciso que se assinale em um desenho do corpo nas duas vistas: anterior e posterior (Fig. 9-1).

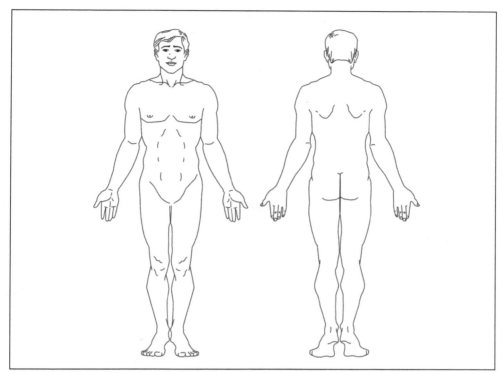

Fig. 9-1. Mapa corporal.

QUESTIONÁRIO DE MACGILL

Graduação da dor à palpação:

- *Grau I:* o paciente queixa-se de dor.
- *Grau II:* o paciente queixa-se de dor e retrai-se.
- Grau III: o paciente retrai-se e afasta a articulação.
- Grau IV: o paciente não permite a palpação da articulação.

Avaliação:

- Da rigidez, duração.
- Da amplitude de movimento, goniometria e perimetria.
- Do edema.

ÍNDICE WOMAC PARA OSTEOARTRITE

Seção A

Qual a intensidade da sua dor?

A) Caminhando em um lugar plano.
( ) Nenhuma ( ) Pouca ( ) Moderada ( ) Intensa ( ) Muito intensa
B) Subindo ou descendo escadas.
( ) Nenhuma ( ) Pouca ( ) Moderada ( ) Intensa ( ) Muito intensa
C) À noite, deitado na cama.
( ) Nenhuma ( ) Pouca ( ) Moderada ( ) Intensa ( ) Muito intensa
D) Sentando-se ou deitando-se.
( ) Nenhuma ( ) Pouca ( ) Moderada ( ) Intensa ( ) Muito intensa
E) Ficando em pé.
( ) Nenhuma ( ) Pouca ( ) Moderada ( ) Intensa ( ) Muito intensa

Seção B

Qual é a intensidade de sua rigidez logo após acordar de manhã?
( ) Nenhuma ( ) Pouca ( ) Moderada ( ) Intensa ( ) Muito intensa

Qual é a intensidade de sua rigidez após se sentar, se deitar ou repousar no decorrer do dia?
( ) Nenhuma ( ) Pouca ( ) Moderada ( ) Intensa ( ) Muito intensa

Seção C

Pergunta: Qual o grau de dificuldade que você tem ao:

A) Descer escadas.
( ) Nenhuma ( ) Pouca ( ) Moderada ( ) Intensa ( ) Muito intensa
B) Subir escadas.
( ) Nenhuma ( ) Pouca ( ) Moderada ( ) Intensa ( ) Muito intensa
C) Levantar-se estando sentada.
( ) Nenhuma ( ) Pouca ( ) Moderada ( ) Intensa ( ) Muito intensa
D) Ficar em pé.
( ) Nenhuma ( ) Pouca ( ) Moderada ( ) Intensa ( ) Muito intensa
E) Abaixar-se para pegar algo.
( ) Nenhuma ( ) Pouca ( ) Moderada ( ) Intensa ( ) Muito intensa
F) Andar no plano.
( ) Nenhuma ( ) Pouca ( ) Moderada ( ) Intensa ( ) Muito intensa
G) Entrar e sair do carro.
( ) Nenhuma ( ) Pouca ( ) Moderada ( ) Intensa ( ) Muito intensa
H) Fazer compras.
( ) Nenhuma ( ) Pouca ( ) Moderada ( ) Intensa ( ) Muito intensa
I) Colocar meias.
( ) Nenhuma ( ) Pouca ( ) Moderada ( ) Intensa ( ) Muito intensa
J) Levantar-se da cama.
( ) Nenhuma ( ) Pouca ( ) Moderada ( ) Intensa ( ) Muito intensa
K) Tirar as meias.
( ) Nenhuma ( ) Pouca ( ) Moderada ( ) Intensa ( ) Muito intensa

L) Ficar deitado na cama.
( ) Nenhuma ( ) Pouca ( ) Moderada ( ) Intensa ( ) Muito intensa
M) Entrar e sair do banho.
( ) Nenhuma ( ) Pouca ( ) Moderada ( ) Intensa ( ) Muito intensa
N) Se sentar.
( ) Nenhuma ( ) Pouca ( ) Moderada ( ) Intensa ( ) Muito intensa
O) Sentar e levantar do vaso sanitário.
( ) Nenhuma ( ) Pouca ( ) Moderada ( ) Intensa ( ) Muito intensa
P) Fazer tarefas domésticas pesadas.
( ) Nenhuma ( ) Pouca ( ) Moderada ( ) Intensa ( ) Muito intensa
Q) Fazer tarefas domésticas leves.
( ) Nenhuma ( ) Pouca ( ) Moderada ( ) Intensa ( ) Muito intensa

Objetivos do Tratamento

- Alívio da dor.
- Diminuição da rigidez.
- Manutenção ou aumento da mobilidade articular.
- Alongamento dos músculos.
- Estabilidade articular.
- Reduzir qualquer excesso de carga anormal sobre a articulação envolvida.
- Aliviar os sintomas.
- Melhorar a qualidade de vida do paciente e influenciar na evolução do processo patológico.
- Amplitude dos movimentos articulares deve ser mantida através de boa musculatura e exercícios regulares.
- Função articular deve ser preservada.

Conduta Fisioterapêutica

- Calor (alívio da dor, aumenta a extensibilidade do tecido colágeno e diminui a rigidez articular), forno de Bier (infravermelho e parafina), calor profundo (ultrassom, micro-ondas e ondas curtas).
- Frio (indicado em casos de dor, inflamação e espasmos musculares).
- Eletroterapia (TENS, ultrassom, ondas curtas, micro-ondas e corrente galvânica) são, também, amplamente utilizados como forma de analgesia.

Cinesioterapia

- Mobilização passiva e ativa:
  - Passivos (em fase aguda de uma doença, quando o paciente não pode participar).
  - Ativos assistidos, que podem ser autoassistidos (quando o paciente faz o movimento e é auxiliado por outro membro preservado) ou assistidos pelo terapeuta.
  - Ativos livres (como caminhada).
  - Ativos resistidos (como os isométricos, isotônicos e isocinéticos).
- Alongamentos (a força de alongamento deve ser controlada em casos de inflamação, pois esta diminui a força tênsil do músculo em 50%).
- Exercícios isométricos (são recomendados, inicialmente, por ser bem tolerados pelos pacientes e por ser mínima a probabilidade de causarem inflamação, principalmente se realizados em ângulos articulares que causam menos dor).
- Isotônicos.

- Exercícios isométricos e isotônicos progressivos.
- Exercícios globais de fisioterapia que incluem treinos funcionais (subir escadas, levantar-se da cadeira, treino de marcha e outros).
- Manter a mobilidade articular é muito importante para os pacientes com artrose, pois a perda de amplitude de movimento e exercícios de fortalecimento muscular têm sua importância, pois a fraqueza dos músculos que envolvem a articulação osteoartrítica contribui para a incapacidade do paciente.

Exemplos de Exercícios

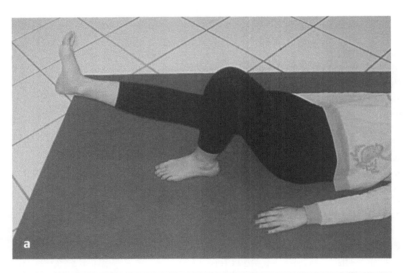

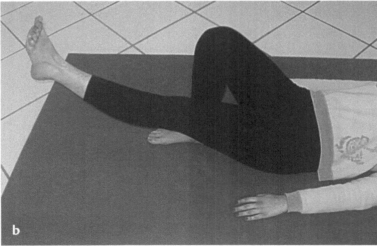

Fig. 9-2.
(a, b) Alongamento de membro inferior.

OSTEOARTRITE

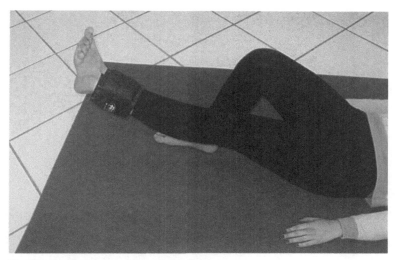

Fig. 9-3. Fortalecimento de membro inferior.

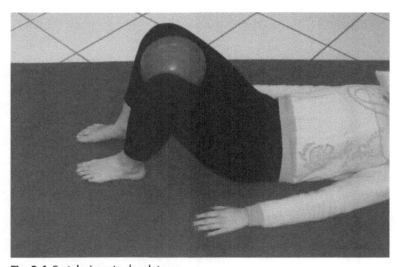

Fig. 9-4. Fortalecimento de adutores.

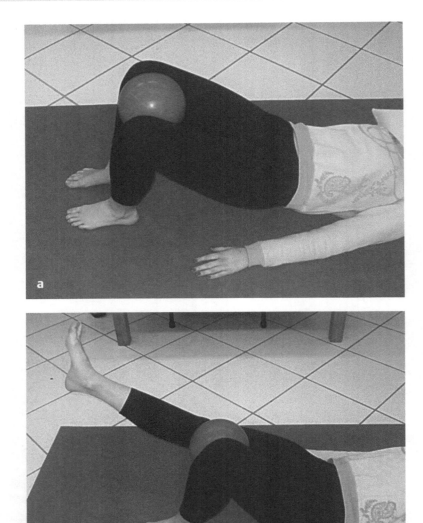

Fig. 9-5. (a, b) Fortalecimento de glúteos e membro inferior. *(Continua.)*

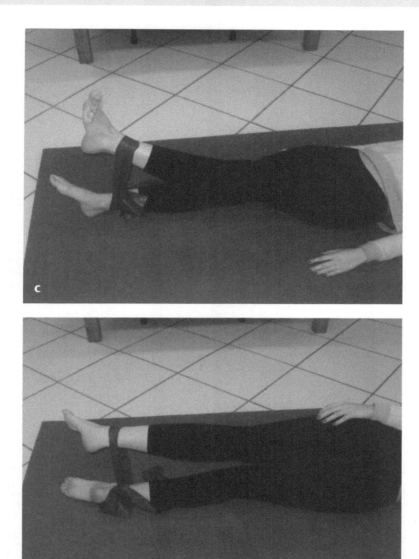

Fig. 9-5. *(Cont.)* (**c**) Fortalecimento de membro inferior. (**d**) Fortalecimento de abdutores.

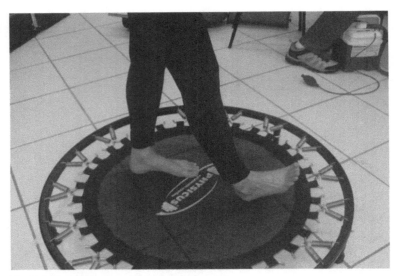

Fig. 9-6. Exercícios de equilíbrio e propriocepção.

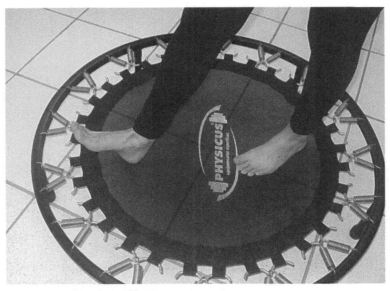

Fig. 9-7. Exercícios de equilíbrio e propriocepção.

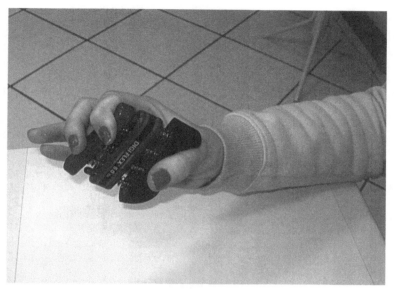
Fig. 9-8. Fortalecimento de punho e dedos.

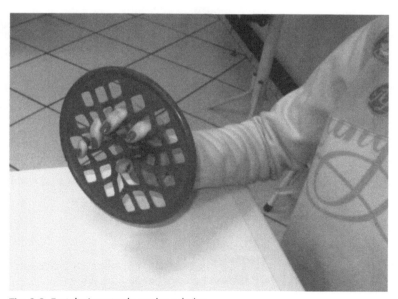
Fig. 9-9. Fortalecimento de punho e dedos.

HIDROTERAPIA

Tem boa indicação na manutenção da mobilidade, da força muscular e da funcionalidade destes indivíduos. É um recurso que utiliza a piscina aquecida e os meios físicos da água para realização de exercícios terapêuticos, podendo ser iniciada antes da terapia de solo, evitando atrofias musculares e tratando de forma completa o indivíduo.

A temperatura ideal da água é de 32 a 35°C, gerando um efeito relaxante e aumentando o metabolismo pela vasodilatação associada à prática de exercício.

Os efeitos da analgesia através da pressão hidrostática, que favorece um bombardeamento sensorial que percorre através de fibras mais largas, mais rápidas e com maior condutividade que as fibras da dor:

- Redução de contraturas musculares por meio do aquecimento da água, diminuindo a espasticidade e ajudando a preparar o tecido conectivo para ser alongado, prevenindo lesões e dor após os exercícios.
- Melhora da nutrição articular em razão do livre movimento dos fluidos nas estruturas lesionadas e pela remoção de metabólitos.
- Manutenção ou aumento da amplitude de movimento (ADM) das articulações através da flutuação que também diminui o peso transmitido sobre a cartilagem articular lesionada e dolorida.
- Fortalecimento muscular e resistência aos exercícios por meio da flutuação, turbulência e viscosidade.
- Melhora da circulação e diminuição de edemas por meio da pressão hidrostática que favorece o não acúmulo de sangue nas extremidades inferiores, além da prática de exercícios, que aumenta o suprimento sanguíneo para os músculos e ajuda o retorno venoso.
- Encorajamento das atividades funcionais.
- Estimulação proprioceptiva.
- Manutenção e melhoria do equilíbrio, coordenação e postura.

A prática de exercícios físicos terapêuticos produz adaptações biológicas que propiciam a melhora no funcionamento de vários órgãos e sistemas, no desempenho de habilidades motoras, auxiliam na prevenção de várias doenças, normalizam o estado emocional e facilitam a socialização.

ACUPUNTURA

É uma técnica oriental milenar e tem efeitos benéficos na analgesia e até na movimentação da articulação.

Recomendações Gerais

A) Evitar subir e descer escadas.
B) Evitar ficar na mesma posição (em pé ou sentado) durante muito tempo.
C) Usar calçados adequados para absorver o impacto da marcha.
D) Adequar as atividades diárias à capacidade funcional do paciente, incluindo em sua rotina tarefas que o ajudem a se sentir útil e recuperar a autoestima.
E) Corrigir defeitos e amenizar vícios posturais.
F) Fazer controles hormonais.
G) Repouso para aquela articulação comprometida de 30 minutos, 4 vezes por dia.

H) Nos casos de crise aguda, a carga deve ser diminuída naquela articulação para não causar mais dano articular.

I) Evitar o aumento de peso e, quando necessário, perder peso.

J) Atividade física orientada pelo seu fisiatra. Geralmente as mais indicadas são hidroginástica, natação e ciclismo.

BIBLIOGRAFIA

Camanho GL. Tratamento da osteoartrose de joelho. Rev Bras Ortop. 2001;36(5).

Campion M. Hidroterapia: princípios e prática. São Paulo: Manole; 2000.

Caromano FA, Candeloro JM. Fundamentos da hidroterapia para idosos. Arq Ciênc Saúde Unipar. 2001;5(2):187-95.

Chahade WH. Osteoartrose (OA): enfoque terapêutico atual. Revista Brasileira de Medicina. 2000;1(2).

Felice JC. Osteoartrose (OA). Revista Brasileira de Medicina. 2002;13(3):68-81.

Gardner E, Gary D, O' Rahilly R. Anatomia: estudo regional do corpo humano. 4. ed. Rio de Janeiro: Guanabara Koogan; 1988.

Hinterholtz EL, Von Muhlen CA. Osteoartrose. Revista Brasileira de Medicina. 2003;60(12):87-91.

Lianza S. Medicina de reabilitação. 3. ed. Rio de Janeiro: Guanabara Koogan; 2001.

Morrow JR, Jackson AW, Disch JG *et al*. Medida e avaliação do desempenho humano. 2. ed. Porto Alegre: Artmed; 2003.

Ramos TO. Avaliação e tratamento de osteoartrose de joelho em piscina terapêutica. (TCC). 2003.

Skinner AT, Thomson AM. Duffield: exercícios na água. 3. ed. São Paulo: Manole; 1985.

Smith LK, Weiss EL, Lehmkuhl LD. Cinesiologia clínica de Brunnstrom. 5. ed. São Paulo: Manole; 1997.

Vannucci AB. Osteoartrose. Revista Brasileira de Medicina. 2002;59(12):35-46.

INCONTINÊNCIA URINÁRIA NOS IDOSOS

CAPÍTULO 10

Lia Mara Wibelinger ▪ Sheila Gemelli de Oliveira

INTRODUÇÃO

A incontinência urinária (ou da bexiga) ocorre quando não é possível ter controle sobre a urina que sai da uretra, canal que leva a urina da bexiga para fora do organismo. Esse problema pode variar de um vazamento de urina ocasional a uma completa incapacidade de reter a urina.

Acomete inúmeras pessoas em todo o mundo e, embora não faça parte do envelhecimento normal, observa-se um aumento da prevalência entre pessoas idosas, acometendo indivíduos idosos de ambos os gêneros, porém, com uma prevalência 4 vezes maior entre as mulheres. A IU é mais frequente nos indivíduos idosos e no gênero feminino, acometendo 57% das mulheres entre 45 e 64 anos, dependendo da população estudada.

Aproximadamente 45% da população feminina apresenta algum tipo de incontinência. Dessa população, 50% sofrem de incontinência urinária de esforço; 20% de incontinência de urgência e 30% apresentam sintomas mistos.

Dentre as mulheres idosas, as pesquisas indicam que 85% reportaram alguma perda urinária, mas que apenas 25% procuraram tratamento. Dentre as mulheres não institucionalizadas com mais de 60 anos de idade demonstrou-se que 37,7% sofriam de incontinência. Já nas pessoas idosas que vivem em casa, a prevalência da incontinência costuma ser relativamente baixa em comparação com a prevalência registrada nas que vivem em asilos.

INCONTINÊNCIA URINÁRIA

Os quatro tipos principais de incontinência urinária são:

1. *Incontinência de sobrefluxo:* ocorre quando a bexiga não se esvazia por completo, o que leva ao gotejamento.
2. *Incontinência de esforço*: que se desencadeia durante algumas atividades, como tossir, espirrar, rir ou realizar exercícios.
3. *Incontinência de urgência*: envolve uma necessidade súbita e forte de urinar, seguida de uma contração instantânea da bexiga e a perda involuntária de urina. Não há tempo suficiente para chegar ao banheiro quando você percebe que precisa urinar.
4. *Incontinência mista*: envolve mais de um tipo de incontinência urinária.

Incontinência fecal, um tópico separado, é a incapacidade de controlar a passagem das fezes.

Causas

- Problemas anatômicos.
- Bloqueio.
- Problemas cerebrais ou nervosos.
- Distúrbios musculares ou nervosos (distúrbios neuromusculares).

Demência ou outros problemas psicológicos que afetam a capacidade de reconhecer ou responder à necessidade de urinar.

A incontinência pode ser de caráter repentino e temporário ou constante e a longo prazo. As causas da incontinência repentina ou temporária incluem:

- Convalescência, por exemplo, durante a recuperação de uma cirurgia.
- Alguns medicamentos (como diuréticos, antidepressivos, tranquilizantes, alguns remédios para tosse e resfriado e anti-histamínicos para alergias).
- Confusão mental.
- Gravidez.
- Infecção ou inflamação na próstata.
- Acúmulo fecal causado por forte constipação, causando pressão sobre a bexiga.
- Infecções do trato urinário (ou inflamação).
- Ganho de peso.

Possíveis causas da incontinência a longo prazo:

- Mal de Alzheimer.
- Problemas neurológicos como esclerose múltipla ou derrame.
- Danos aos nervos ou aos músculos após radioterapia pélvica.
- Câncer de bexiga.
- Espasmos da bexiga.
- Depressão.
- Próstatas grandes.
- Lesões na coluna.
- Prolapso pélvico em mulheres, queda ou deslocamento da bexiga, uretra ou reto para a área vaginal, muitas vezes relacionado com várias gestações ou partos.
- Problemas na estrutura do trato urinário.
- Fraqueza do esfíncter, o músculo circular da bexiga responsável por abri-la e fechá-la. Isso pode acontecer após uma cirurgia vaginal ou na próstata.

A maior parte dos incontinentes não relata a perda de urina para os profissionais da saúde e familiares, pois acredita que a incontinência urinária faça parte do processo natural do envelhecimento, desconhecendo a existência de tratamentos adequados e específicos. Tais tratamentos, que incluem técnicas fisioterapêuticas, comportamentais, medicamentosas e cirúrgicas, o que possibilita às pessoas o retorno às suas atividades sem inseguranças ou restrições e ao próprio convívio social, melhorando, assim, sua qualidade de vida.

Tratamento

O tratamento da incontinência urinária consiste em intervenções fisioterapêuticas, comportamentais, farmacológicas e cirúrgicas. Uma regra prática para a escolha da opção terapêutica adequada é que se deve iniciar sempre pelo método menos invasivo. A estratégia ideal depende do paciente, do tipo de IU e do índice risco/benefício de cada intervenção. O sucesso de cada modalidade depende da identificação precoce da causa de IU.

Tratamento Medicamentoso

Diversas drogas podem ser eficazes no tratamento da incontinência urinária, pois podem aumentar o armazenamento na bexiga e facilitar o seu esvaziamento. A dose inicial de qualquer droga deve ser baixa e o paciente deve ser monitorizado de perto para ocorrência de efeitos colaterais e retenção urinária.

Tratamento Fisioterapêutico

Para o tratamento da incontinência e para melhores resultados é necessário que o paciente participe do processo, momento em que se torna necessário seu conhecimento a respeito do funcionamento da bexiga e do que provoca a incontinência urinária, a fim de que ele melhor entenda os métodos que se destinam a promover a continência. Os exames devem ser discutidos, com inclusão do diário miccional e dos fatores desencadeantes da perda involuntária da urina. Nesse processo, o fisioterapeuta pode lançar mão de ilustrações que visem à explicação dos fatores que perturbam os padrões e hábitos normais de micção, com atenção especial para o estado do paciente.

Os principais recursos utilizados no tratamento da incontinência urinária são: cinesioterapia, eletroestimulação vaginal ou retal, *biofeedback*, terapia comportamental.

A cinesioterapia está indicada nas incontinências urinárias classificadas como leves ou moderadas, ou como coadjuvante no tratamento cirúrgico.

A atuação da fisioterapia por esse meio tem como função melhorar a força de contração das fibras musculares necessárias diante do aumento súbito da pressão intra-abdominal para continência da bexiga, proporcionando a reeducação perineal e abdominal, bem como o aumento da pressão de fechamento da uretra; por fim, facilitar a inibição do músculo detrusor pelo reflexo pudendo-pélvico.

Usando os mesmos princípios do treinamento muscular das outras partes do corpo, a reeducação muscular do assoalho pélvico deve incluir treinamento específico para cada um dos grupos musculares que capturam as capacidades fásica e tônica do músculo e a prevenção do declínio, reconhecendo a necessidade de continuar um programa de manutenção do exercício durante toda a vida.

Exercícios de Kegel

Kegel foi o primeiro a descrever o método de avaliação e um programa de exercícios para fortalecimento da musculatura do assoalho pélvico. Para a realização dos exercícios de Kegel é necessário identificar os músculos do assoalho pélvico (MAP), tendo como forma eficiente a orientação da contração da musculatura, como se estivesse interrompendo o jato urinário. Outra maneira de conscientização do assoalho pélvico é pedir que a paciente levante toda a região pélvica, como se quisesse fazer a sucção de água pela vagina durante o banho, ou então praticar a sensação de aspirar um tampão introduzido na vagina.

Para contração dos MAPs devem ser levados em conta: contrações rápidas e lentas, o número de repetições, a duração das fases de contração e relaxamento, o grau de tensão e a frequência dos exercícios.

O cone vaginal é uma forma de oferecer resistência à musculatura do assoalho pélvico. Para aumentar a força de um músculo, é necessário impor uma carga ou resistência à contração muscular, pois o aumento dos níveis de tensão desenvolverá hipertrofia e aumentará o recrutamento de fibras. Os cones vaginais estão disponíveis em mesma forma e tamanho, variando apenas no peso, que pode ter entre 20 e 100 g.

Além de os cones fortalecerem os MAPs, também promovem propriocepção, aumentando, assim, a motivação e evitando contrações excessivas indesejáveis de abdominais e glúteos.

Eletroestimulação

A eletroestimulação é utilizada para propiciar a contração passiva da musculatura perineal. Esse método é útil nos casos de incontinência de esforço ou de urgência, pois inibe a atividade do detrusor, apresentando grande importância na conscientização da contração da musculatura do períneo e em indivíduos com dificuldade de identificá-la.

A estimulação elétrica utiliza a corrente farádica ou interferencial por meio de eletrodos endovaginais e/ou retais conectados a um gerador de impulsos elétricos para recrutar as fibras, inicialmente, de grande diâmetro e, mais adiante, as de pequeno diâmetro. Assim, a musculatura pode ser estimulada, involuntariamente, até que as fibras musculares recuperem seu trofismo suficientemente para restabelecer a continência. Os protocolos e tratamento são variáveis e a intensidade é determinada pela tolerância do paciente. É obrigatório um período de repouso adequado, usualmente igual ou mais prolongado que a fase de estimulação. A estimulação elétrica está contraindicada durante o período menstrual ou de gestação e nas pacientes com malignidade, implantes metálicos ou marca-passo.

Biofeedback

O *biofeedback* consiste em um método de reeducação que se utiliza de uma retroinformação externa como meio de aprendizagem, é definido como um equipamento usado para mensurar efeitos fisiológicos internos ou condições físicas das quais o indivíduo não tem conhecimento. Sua finalidade consiste em aumentar a motivação nos exercícios perineais, pois fornece a intensidade de contração e sinais auditivos ou visuais quando a musculatura está sendo contraída de forma correta, considerando que muitas mulheres não têm propriocepção da sua região urogenital e são incapazes de contraírem voluntariamente seus músculos do assoalho pélvico.

Esta terapia consiste em um sensor eletrônico que é introduzido na vagina com o objetivo de transmitir as alterações de pressão relacionadas às forças contráteis da musculatura pélvica. Com exercícios específicos utilizando o BFB é possível ativar tanto as fibras do tipo I (lentas), responsáveis pela manutenção do tônus, como as fibras do tipo II (rápidas), ativadas nos aumentos de pressão intra-abdominal.

Os equipamentos mais utilizados em nosso meio assemelham-se ao periômetro de Kegel, constituído de um eletrodo inflável vaginal ou anal, acoplado a um dispositivo que fornece à paciente um retorno imediato da sua contração do assoalho pélvico por meio de sinais luminosos, sonoros ou numéricos.

O *biofeedback* nem sempre exige uso de um equipamento eletrônico; uma forma simples de proporcionar o *biofeedback* visual é pelo manuseio de um espelho pela paciente, de modo que ela possa observar o efeito da elevação dos músculos pélvicos e sua forma de contração apropriada.

O tratamento comportamental é uma associação de técnicas cuja base é a ideia de que o indivíduo com incontinência urinária pode ser educado sobre a patologia, tornando-se capaz de desenvolver estratégias para minimizar ou eliminar a incontinência. Entre as principais técnicas utilizadas estão o treinamento vesical, as orientações quanto à ingesta hídrica, a educação sobre o trato urinário inferior e suas patologias e a cinesioterapia.

PREVENÇÃO DAS INCONTINÊNCIAS

A prevenção nem sempre é específica para a incontinência urinária, visto que são múltiplas causas que podem levar a este comprometimento. Sendo assim, deve-se ter um olhar múltiplo; todos os profissionais de saúde podem e devem saber orientar para poder proporcionar conservação da capacidade física, social, mental espiritual no sentido de proporcionar melhor qualidade de vida ao idoso.

Exemplos de Exercícios

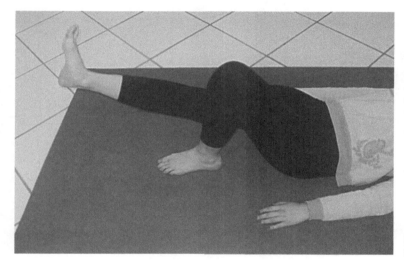

Fig. 10-1. Elevação do membro inferior.

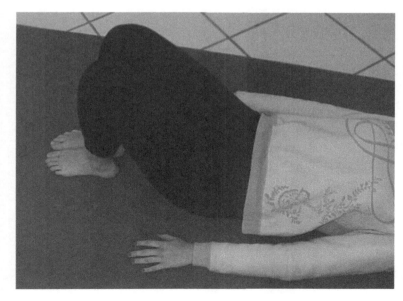

Fig. 10-2. Exercícios de ponte.

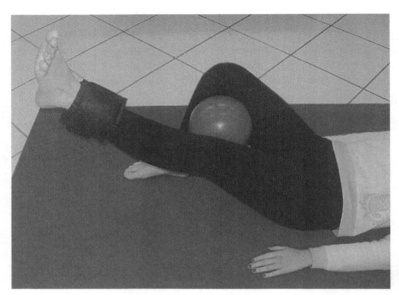

Fig. 10-3. Elevação do membro inferior com resistência.

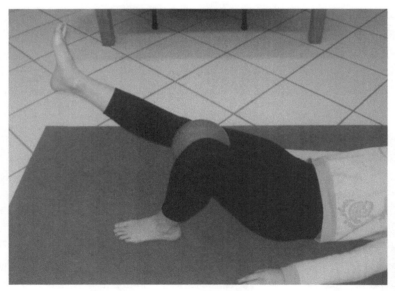

Fig. 10-4. Fortalecimento de glúteos.

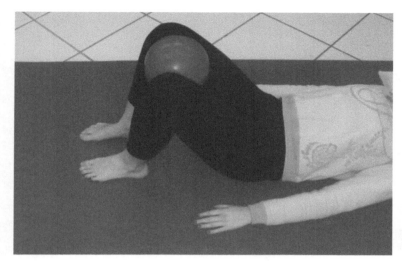

Fig. 10-5. Exercícios de ponte.

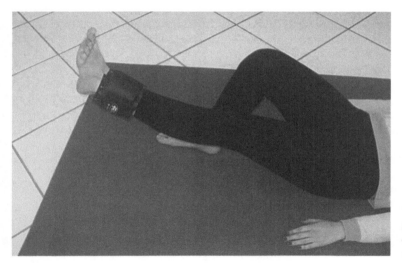

Fig. 10-6. Exercícios de ponte com resistência.

Tratamento Fisioterapêutico
Cinesioterapia

Quando esses músculos ficam frouxos ou pouco fortalecidos, podem acontecer vazamentos involuntários da bexiga ou do reto. Por isso os exercícios para fortalecer o assoalho pélvico devem ser feitos todos os dias.

Esses movimentos também podem ser realizados por gestantes e são ótimos para quem está se preparando para engravidar. Além disso, é importante fazer atividade física e controlar o ganho de peso sempre, inclusive na gestação. Nos últimos meses, a mulher produz mais urina, a bexiga enche mais rápido e a pressão abdominal é maior por conta do bebê.

Entre os exercícios recomendados, estão contrações para fazer deitada no chão, contrações deitada no chão e com o quadril levantado, agachamento com cabo de vassoura ou rodo, e sentar-se em uma cadeira com bola, almofada ou travesseiro dobrado.

Os exercícios para incontinência urinária (exercícios de Kegel) são uma excelente forma de fortalecer os músculos do assoalho pélvico, melhorando também a função dos esfíncteres da uretra e reto. Contudo, seu sucesso depende da técnica apropriada e da adesão a um programa regular de exercícios. O que quer dizer que os exercícios devem ser realizados de forma correta, várias vezes ao dia, todos os dias até a completa resolução do problema.

Como Fazer os Exercícios de Kegel

Para fazer o exercício de Kegel de forma correta, primeiro identifique o músculo do períneo:

- Esvazie a bexiga e depois tente segurar o xixi. Agora que já sabe qual músculo contrair, mantenha a contração deste músculo, ou seja, conte até 10 e depois relaxe.
- Faça 10 exercícios seguidos, 3 vezes ao dia (manhã, tarde e noite). Pode-se realizar o exercício sentada, deitada ou em pé, mas para iniciar é mais fácil começar estando deitada.

É importante que este exercício seja sempre realizado com a bexiga vazia para evitar a cistite, uma inflamação da bexiga pelo acúmulo de microrganismos em seu interior. O objetivo deste exercício é restaurar o tônus e a força muscular do períneo e de todo o pavimento pélvico, impedindo perda de urina ou de fezes e melhorando até mesmo o desempenho sexual.

Quanto Tempo Demora para Fazer Efeito?

O tempo que os exercícios de Kegel demoram para fazer efeito vai depender da gravidade do quadro, isto é, da quantidade de urina que se perde, mas nos casos mais graves, quando os exercícios de Kegel são realizados corretamente e no mínimo 3 vezes por dia, os resultados podem ser percebidos após 3 meses e após cerca de 1 ano dá-se a resolução completa do caso.

Nos casos mais simples, onde a perda involuntária de urina é pouca, os resultados podem ser percebidos mais rapidamente.

O fisioterapeuta especializado em saúde da mulher é o profissional mais indicado para tratar a incontinência urinária.

Exercícios e o Tratamento da Incontinência Urinária de Esforço

Os exercícios mais conhecidos para a prevenção e tratamento da incontinência urinária de esforço são aqueles criados e popularizados pelo Dr. Arnold Kegel na década de 1950. O ginecologista norte-americano utilizou pela primeira vez, cientificamente, os exercícios de fortalecimento da musculatura pélvica objetivando melhorar os mecanismos de continência urinária.

Os benefícios apresentados por esses exercícios consistem na melhora da contração da musculatura do períneo tornando-a mais potente (forte e rápida), ajudam na compressão da uretra contra a sínfise púbica, provocam o aumento da pressão intrauretral no momento do aumento da pressão intra-abdominal, hipertrofia dos músculos pélvicos e aumento do volume dessa musculatura. Dessa forma, o suporte estrutural dessa região fica mais eficiente, impedindo a descida da uretra quando há aumento da pressão intra-abdominal, diminuindo assim as perdas urinárias. Kegel observou também que, vinculados à melhora da continência urinária, seus exercícios melhoravam o prazer sexual de muitas mulheres. Seus exercícios consistem, portanto, no fortalecimento da musculatura do assoalho pélvico.

A função dos músculos do assoalho pélvico é sustentar as vísceras em posição vertical, além da manutenção da continência urinária. Para tanto, esses músculos necessitam estar fortes e em perfeitas condições. Contudo, para que esses exercícios sejam desenvolvidos com eficácia, D'Ancona expõe a necessidade de as mulheres com incontinência urinária aprenderem a contrair e a relaxar a musculatura envolvida, já que esses músculos geralmente não são treinados.

Exercícios específicos podem contribuir para melhorar o quadro de incontinência urinária de esforço em mulheres. Eles podem ser propostos nos programas de atividade física para esta clientela e incluem:

A) Exercícios de propriocepção.
B) Exercícios de Kegel.
C) Exercícios específicos para a musculatura pélvica.
D) Exercícios de mobilização do tronco.

A seguir apresentaremos alguns dos exercícios ilustrados no programa de gráficos *Corel Draw for Windows* v. 9.0 para melhor visualização e entendimento do leitor.

A) Exercícios de propriocepção:
- Esse tipo de exercício consiste na conscientização da musculatura envolvida, já que ela não é usualmente treinada pelas mulheres. Esse procedimento facilitará a realização, desempenho e sucesso nos exercícios de fortalecimento da musculatura pélvica. Um exemplo simples de exercício de propriocepção, nesse caso, é uma mulher sentada ou em pé imaginar que está urinando e procurar segurar o jato urinário para não deixar que a urina escape.

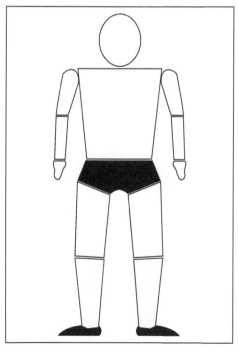

Fig. 10-7.

B) Exercícios de Kegel:
- Em pé, pernas semiflexionadas e pouco afastadas, mãos nas nádegas, pressioná-las enquanto realiza contração da musculatura pélvica.

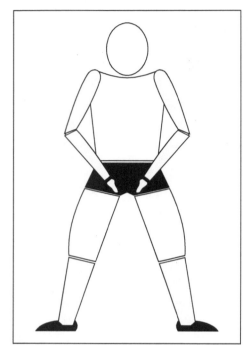

Fig. 10-8.

- Em pé, pernas afastadas e semiflexionadas, permanecer em contração estática ou isométrica da musculatura pélvica.

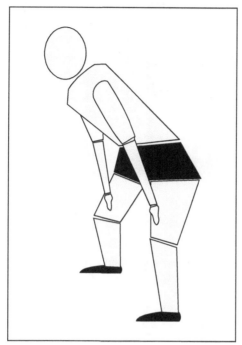

Fig. 10-9.

- Com cotovelos e joelhos apoiados, realizar contração isométrica da musculatura pélvica.

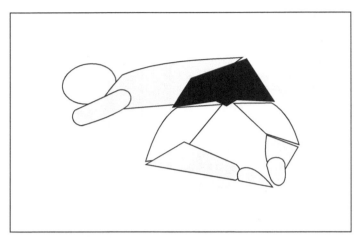

Fig. 10-10.

- Com joelhos e mãos apoiadas, realizar contração isométrica ou estática da musculatura pélvica. No momento da contração, as costas deverão curvar-se, e no momento do relaxamento, voltar à sua posição normal.

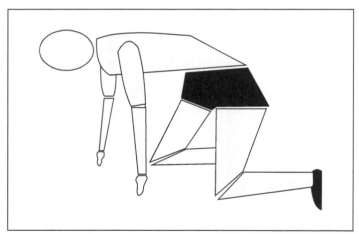

Fig. 10-11.

- Sentada, com as costas ereta e as pernas cruzadas, contrair a musculatura pélvica.

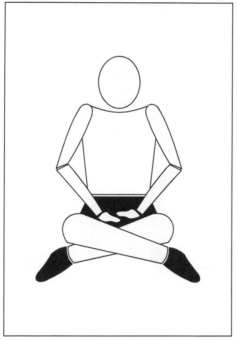

Fig. 10-12.

C) Exercícios específicos para a musculatura pélvica:
- Decúbito dorsal, pernas semifletidas, pés no chão, expirar, colocar a pelve em retroversão e, em seguida, elevar as nádegas mantendo a retroversão. Repousar lentamente inspirando, desenrolando lentamente a região lombar até o solo.

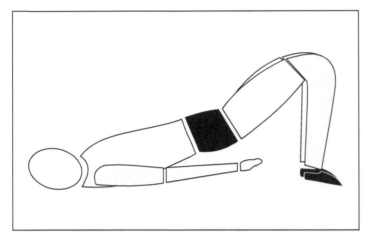

Fig. 10-13.

- Decúbito dorsal, nádegas ligeiramente elevadas com uma almofada, pernas flexionadas e cruzadas, pés no chão; sustentar entre as faces internas do joelho um *medicine-ball*:
    ♦ Elevar assento o mais alto possível, expirando.
    ♦ Voltar à posição de partida, inspirando.

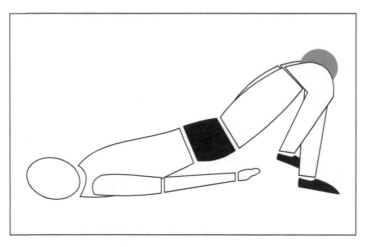

Fig. 10-14.

- Decúbito dorsal, nádegas apoiadas no chão, colocar entre as pernas um *medicine--ball* e elevar as duas pernas semiestendidas.

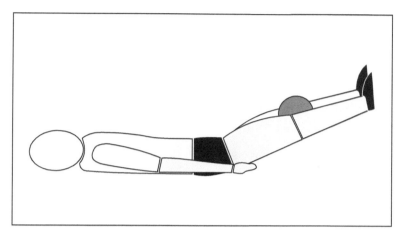

Fig. 10-15.

- Decúbito dorsal, nádegas ligeiramente elevadas, perna de apoio flexionada e que fará a elevação estendida. Realizar o exercício com as duas pernas.

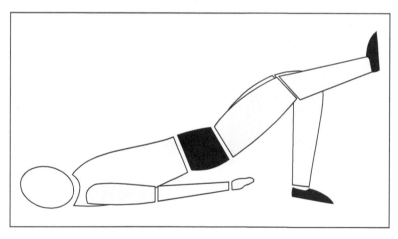

Fig. 10-16.

- Em pé, com uma bola entre as faces internas da coxa, ficar na ponta dos pés, contraindo o períneo e relaxando-o ao voltar com as plantas dos pés no chão.

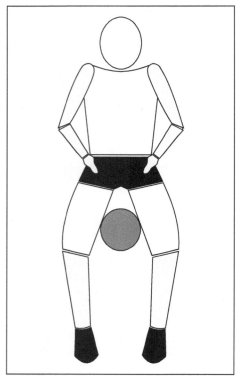

Fig. 10-17.

- Sentada com as duas pernas estendidas, realizar contrações da musculatura perineal.

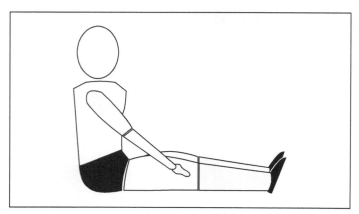

Fig. 10-18.

- Em pé, encostada em uma parede, realizar retroversão da pelve com a musculatura pélvica contraída.

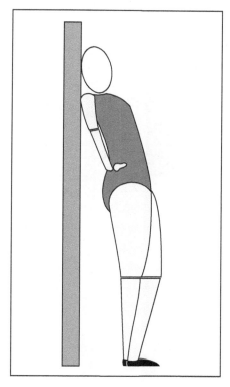

Fig. 10-19.

D) Exercícios de mobilização do tronco:
- Sentada, com as pernas estendidas e o tronco levemente inclinado para trás e os braços também estendidos e para trás, flexionar o cotovelo colocando as mãos sobre a nuca.

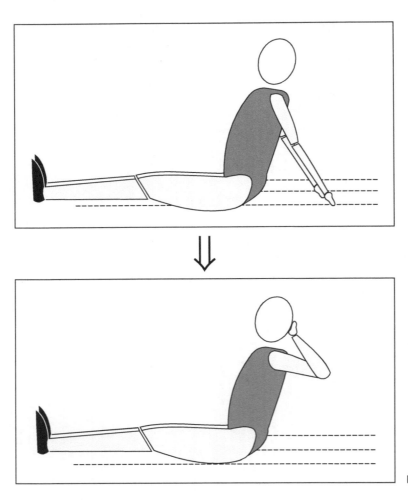

Fig. 10-20.

- Sentada, com as pernas estendidas e os pés sob algo que não o deixe sair do chão, o tronco levemente inclinado para começar e os braços semiflexionados ao lado do corpo. Deitar o tronco até que forme um ângulo de 45° com o solo.

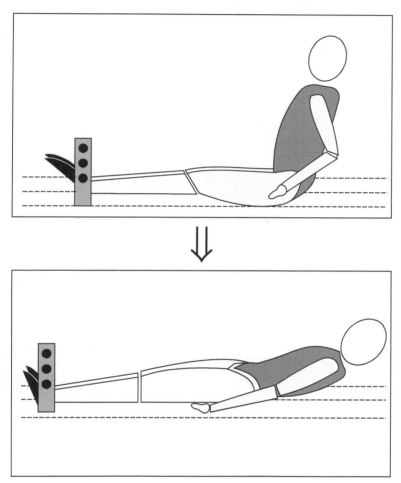

Fig. 10-21.

De acordo com alguns autores, os exercícios de resistência muscular podem ser realizados utilizando a resistência do movimento por meio de pesos livres, aparelhos ou mesmo a resistência da água no caso da hidroginástica. Esses mesmos autores sugerem que sejam realizados no mínimoduas vezes por semana, contendo no programa de 8 a 10 exercícios diferentes com 10 a 12 repetições para cada um deles. Outros indicam um conjunto de 6 a 8 exercícios realizados em uma série única com 10 a 12 repetições ou duas séries com 5 a 6 repetições (com um pequeno intervalo), 2 a 3 vezes por semana.

Nos últimos anos, a prática de atividades físicas e esportivas tem sido grande aliada da promoção da qualidade de vida. Relacionada com a alimentação e hábitos de vida saudáveis como o não consumo de bebidas alcoólicas e cigarro, associa-se diretamente à saúde. Doenças cardíacas, osteoporose, diabetes, pressão arterial e obesidade somam apenas um pequeno número de patologias que podem ser prevenidas e amenizadas pela prática regular de exercícios. Não seria coerente incluir a incontinência urinária nessa lista? A participação de mulheres na prática de atividades físicas hoje varia de acordo com seu grau de incontinência, frequência da perda urinária e níveis de tolerância da própria mulher aos sintomas. Isto gera inatividade física que, muitas vezes, pode ser fruto da supervalorização dos episódios de perda de urina.

Algumas mulheres, para evitarem o abandono da prática de atividades físicas, procuram alternativas como a utilização de fraldas ou absorventes que, na maioria das vezes, não são suficientes, causando vazamento e deixando suas roupas úmidas, provocando imenso desconforto e constrangimento social, prejudicando a realização de atividades físicas como corrida, caminhada, musculação e exercícios gerais.

É importante que os profissionais da educação física tomem conhecimento desses fatos e se empenhem em revertê-lo. BØ, em 1989, afirma que não existem evidências clínicas ou experimentais que suportem a exclusão da mulher com incontinência urinária da prática esportiva. A contribuição da educação física para com essas mulheres deve abranger questões que devem ir além dos aspectos de recuperação física. A educação física é uma área que trabalha com o movimento humano não de forma dicotômica, mas de forma global, considerando o corpo em sua dimensão existencial. O movimento é inerente à existência da pessoa humana, que é um ser social, sensível e singular. Além disso, é responsabilidade do professor de educação física propor estratégias que possibilitem uma prática de atividades que promovam o desenvolvimento humano em todos os seus aspectos (físicos, sociais e afetivos) a todas as pessoas.

Concordando com esse autor, estamos desenvolvendo uma proposta de atividades físicas que busca não apenas a saúde específica da mulher com incontinência urinária, mas seu bem-estar geral. Pensando assim, incluímos em nosso programa atividades de flexibilidade, atividades aeróbias, exercícios de fortalecimento específico e geral e atividades de relaxamento. As atividades poderão ser realizadas em solo e também no meio aquático, utilizaremos também recursos musicais, contribuindo para a motivação durante as aulas.

Esperamos com isso contribuir para minorar um problema que aflige mulheres do mundo todo, ao mesmo tempo em que promovemos seu bem-estar por meio de uma atividade física prazerosa e regular.

BIBLIOGRAFIA

Abrams P, Cardoso L, Fall M, et al. The standardization of terminology of lower urinary tract function: report from the standardization subcommittee of the international continence society. Urology. 2003;61:37-49.

Barbanti VJ. Aptidão física: um convite à saúde. São Paulo: Manole; 1990.

BØ K. O tratamento clínico da incontinência urinária. In: D'Ancona CAL, Netto Jr NR. (Eds.). Aplicações clínicas da urodinâmica. São Paulo: Atheneu; 2001.

BØ LHR. Female stress urinary incontinence and participation in different sport and social activities. Scand Med Sci Sports. 1989;2:123-7.

Cançado FAX. Noções práticas em geriatria. Porto Alegre: Coopmed; 1994.

INCONTINÊNCIA URINÁRIA NOS IDOSOS

Davis G, Sherman R, Wong MF et al. Urinary incontinence among female soldiers. Military Medicine. 1999;164:182-7.

Gallo ML, Fallon PJ, Staskin DR. Urinary continence: steps to evaluation, diagnosis and treatment. Nurse Practitioner. 1997;22:21-8.

Gorayeb N, Turibio LBN. O exercício: preparação fisiológica, avaliação médica, aspectos especiais e preventivos. São Paulo: Atheneu; 1999.

Grosse PD, Sengler J. Reeducação perineal. São Paulo: Manole; 2001.

Guarisi T, Pinto N, Aarão M, et al. Incontinência urinária entre mulheres climatérias brasileiras: inquérito domiciliar. São Paulo: Rev Saúde Pública. 2001;35(5):428-35.

FISIOTERAPIA NO ACIDENTE VASCULAR ENCEFÁLICO EM IDOSOS

CAPÍTULO 11

Daiane Mazzola

INTRODUÇÃO

A realidade de uma população em constante envelhecimento é cada vez mais palpável, tanto no contexto dos países desenvolvidos quanto em desenvolvimento. Desses, o Brasil segue como um dos que mais cresce em número de idosos, caracterizando-o como um novo país de cabelos brancos. Essa nova configuração social tem impacto profundo, onde as condições socioeconômicas não acompanham o ritmo do processo do envelhecimento, promovendo, assim, alta repercussão biopsicossocial e grande preocupação para o sistema de saúde vigente.

A velhice não é sinal de doença, mas traz consigo uma reduzida velocidade nos sistemas de defesa enzimáticos, diminuindo a ação dano-reparo celular e aumentando a probabilidade de lesões e complicações. Dessa forma, a maior expectativa de vida pode vir acompanhada de maior número de doenças crônicas e, dentre elas, está o acidente vascular encefálico (AVE).

No entanto, a abordagem das variadas faixas etárias não deve permear somente nas diferenças físico-biológicas que têm sido alvo da reabilitação durante anos, mas deve ser levado em conta todo um contexto histórico, familiar e social do idoso, onde as vivências e experiências sirvam para planejar a vida com maior qualidade possível.

CONCEITUAÇÃO E FISIOPATOLOGIA

O AVE é a redução ou a interrupção completa da circulação sanguínea em determinada região tecidual encefálica gerando comprometimento motor e sensitivo que reflete o local, extensão e duração da lesão. Os tipos são:

- *Isquêmico:* oclusão da artéria cerebral por ateroma ou êmbolos secundários, correspondendo a 80% dos casos.
- *Hemorrágico:* rompimento da artéria e sangramento anormal para o tecido, em consequência de aneurisma ou trauma.
- *Ataque isquêmico transitório (AIT):* é o processo isquêmico em que os sintomas duram de 10 a 20 minutos e a lesão não aparece na tomografia computadorizada (TC) e na ressonância magnética nuclear (RMN).

Após a lesão isquêmica, a perda da atividade celular faz com que iniciem ações moleculares locais que provocam o acúmulo de substâncias tóxicas no tecido, bem como a formação de espécies reativas de oxigênio, falha energética, sinalização apoptótica e processo

154 — CAPÍTULO 11

inflamatório que levarão a morte neuronal. Também ocorre a diminuição de adenosina trifosfato (ATP) que promoverá o acúmulo intracelular de Na^+, Cl^- e Ca^{2+} e extracelular de K^+, levando à sobrecarga mitocondrial, inibição da produção de ATP, alteração de fosfolipídios, proteínas e ácidos nucleicos, edema, presença de espécies reativas de oxigênio destruindo, assim, organelas e a membrana plasmática.

Na hemorragia aguda, o volume de sangue empurra e comprime os tecidos adjacentes, culminando em isquemia nessa região, que provocará edema e necrose tecidual, fazendo com que macrófagos se dirijam para o local, os quais fagocitam o sangue e o tecido necrótico. Como resposta inflamatória, a área é liquefeita e uma cavidade é formada, onde os astrócitos preenchem-na e uma nova rede capilar se forma.

INCIDÊNCIA

É importante salientar que o AVE, nos países desenvolvidos, é a terceira causa de morte depois da doença coronariana e do câncer. Em nosso país passa para a primeira posição, sendo também a doença que mais acomete pessoas idosas e que mais causa incapacidades funcionais no mundo. Em torno de 700.000 pessoas são diagnosticadas com AVE a cada ano, sendo que 20.000 destas estão vivendo o seu segundo episódio. Quanto aos tipos da doença, 88% são isquemias, 9% hemorragias intracerebrais e 3% hemorragias subaracnóideas. Desse modo, esta doença deve ser entendida como sendo de consequências biopsicossocial e econômica relevantes, pois já existe elevado número de sobreviventes e estes possuem alto potencial de um evento recorrente.

ETIOLOGIA

Dentre os fatores de risco não modificáveis, o mais relevante a ser citado é a idade, sendo que a incidência da doença é diretamente proporcional ao avanço desta. A população de raça negra é outro potencial de risco, e mulheres têm pior recuperação funcional após a alta hospitalar do que homens, porém, quanto a mortalidade não há diferenças.

Já os modificáveis, destacam-se a hipertensão arterial sistêmica (HAS) e as doenças cardíacas, sendo que indivíduos hipertensos têm risco 6 a 7 vezes maior que a população saudável. Podem-se citar, ainda, níveis sanguíneos anormais de lipídios e lipoproteínas, tabagismo, sedentarismo, obesidade, diabetes melito (DM), hematócrito elevado, uso de contraceptivos orais, vício em drogas e consumo de álcool.

Alguns fatores que aumentam o risco para AVE hemorrágico são: aneurisma, malformação arteriovenosa, angiopatia amiloide cerebral (mais comum em idosos pelo depósito da proteína beta-amiloide), vasculites, fístulas durais, uso de álcool e cocaína.

CARACTERÍSTICAS CLÍNICAS

No momento da lesão alguns sinais e sintomas são característicos: desvio da rima labial, cefaleia, vertigem, rebaixamento do nível de consciência, alteração visual, convulsão, disartria, paresia, parestesia, desvio do olhar, náuseas, vômitos, agitação psicomotora, ptose palpebral e/ou dispneia. Desta forma, o paciente ou um acompanhante deve entrar em contato imediato com o serviço de emergência mais próximo onde possa receber os atendimentos médicos necessários.

Os sinais e sintomas que poderão persistir dependerão do local da lesão:

- *Infarto lacunar:* déficits puramente motores ou puramente sensitivos.

FISIOTERAPIA NO ACIDENTE VASCULAR ENCEFÁLICO EM IDOSOS **155**

- *Artéria cerebral média*: afasia e perda de movimento e sensibilidade no hemicorpo contralateral à lesão encefálica. Oclusão parcial – paresia do membro superior (MS), face e/ou afasia parcial.
- *Artéria cerebral posterior:* duas síndromes são observadas:
  - *P1*: artérias cerebrais média, subtalâmica e região talâmica – paralisia do terceiro nervo com peresia e ataxia, sendo que uma lesão extensa pode provocar coma, pupila não reativa e descerebração rígida.
  - *P2*: artéria temporal medial e lobo occipital – perda de memória e da visão contralateral.
- *Artéria basilar*: quadriplegia e tontura.
- *Artéria cerebelar superior*: ataxia cerebelar, surdez parcial, náusea, vômito, perda da sensibilidade dolorosa e térmica.
- *Artéria cerebelar inferior anterior:* dor ipsolateral, paralisia facial e vertigem.

    Outros sinais e sintomas:

- Hipotonia na fase aguda e hipertonia na crônica; hiper-reflexia tendinosa; presença do reflexo cutâneo-plantar (Babinski); hipometria ou hipermetria; alteração do nível de consciência, campo visual, julgamento e planejamento.

Complicações Secundárias

- *Marcha hemiparética:* durante a marcha ocorre a flexão do MS e extensão do membro inferior (MI) do hemicorpo acometido, fazendo com que este não suporte todo o peso na fase de apoio e não se projete totalmente na fase de balanço. Como a força dos dorsiflexores está diminuída, o movimento contra a gravidade não ocorre e o indivíduo realiza a circundução da pelve para completar o movimento e não arrastar o pé.
- *Descondicionamento cardiorrespiratório*: as atividades comuns passam a exigir alto gasto energético e o indivíduo se mantém sedentário, aumentando o risco de reincidência da doença.
- *Outros*: úlceras de pressão, trombose venosa profunda (TVP), embolia pulmonar, disfagia, broncoaspiração, afasia, disartria, apraxia, discalculia, ataxia, ombro doloroso, déficit de equilíbrio, contraturas, incontinência urinária e/ou fecal, comprometimento das atividades de vida diária (AVD's) e depressão.

MÉTODOS DIAGNÓSTICOS

A avaliação inicial deve incluir todos os exames neurológicos e cardiovasculares, como ausculta da artéria carótida, comparação das pressões arteriais entre os braços, oftalmoscopia de retina, hemograma, eletrocardiograma, radiografia, análise de urina e ainda:

- *TC:* verifica a presença de hemorragia e exclui tumor e abscesso. No entanto, a isquemia não pode ser visualizada nas primeiras 24 horas e alguns tipos desta não podem ser evidenciadas nem em 48 horas.
- *RMN*: demonstra a presença de infarto ou hemorragia (subaguda ou crônica), extensão da isquemia, existência de danos irreversíveis, presença de coágulo ou dissecção na parede do vaso, placas de gordura, edema e desmielinização.
- *Ultrassom com Doppler transcraniano*: mede o fluxo sanguíneo das principais artérias intracranianas.

156   CAPÍTULO 11

- *Ultrassom com Doppler colorido de carótida*: verifica o fluxo e o sentido sanguíneo da artéria carótida, codificado pelas cores, azul e vermelho.
- *Angiografia*: verifica a presença de anomalias nos vasos sanguíneos (aneurisma, inflamação, malformação, obstrução) através da injeção de contraste radiopaco e pode ser realizada com TC ou com RMN.
- *National Institutes of Health Stroke Scale (NIHSS)*: gradua as taxas de déficits que ocorrem após o AVE e avalia campo visual, ataxia, linguagem, cognição, desordens motoras, sensitivas e funcionais. Escore menor que 5 pontos representa dano neurológico leve; entre 5 e 25 danos leve a moderado e acima de 25 dano neurológico severo.

Diagnósticos Diferenciais

Hipoglicemia, hiperglicemia, vasculite, enxaqueca, convulsões, encefalopatia metabólica, traumatismo craniano recente e tumor cerebral.

PREVENÇÃO

Mudança do estilo de vida: a aquisição de hábitos de vida é diferente naqueles com 25, 50 ou 70 anos de idade. Por isso a educação dos idosos deve ser implementada na família, nos grupos de convivência, nas universidades para terceira idade, além da educação direcionada aos profissionais nos programas de pós-graduação em geriatria e gerontologia.

- *Fatores de risco:* dieta adequada; prática de exercícios regulares com intensidade moderada; interrupção do fumo e do uso de álcool, e quando o controle destes não se resolve com tratamento convencional, o idoso deverá retornar ao seu médico para que sejam pensadas outras formas de tratamento.
- *Controle de distúrbios orgânicos:* doença cardíaca, renal, pulmonar, déficits metabólicos entre outros, devem ser acompanhados pelo médico e discutidos juntamente com os outros profissionais da saúde que estão diariamente em contato com o idoso.

TRATAMENTO

Emergência

É imprescindível manter a permeabilidade das vias aéreas, estabilizar a pressão arterial (PA) e o ritmo cardíaco, principalmente no paciente que perde a consciência.

Medicamentoso

Isquemia

Objetivo é manter a adequada pressão de perfusão do tecido cerebral.

- *Antagonista:* dos receptores [beta]1 adrenérgico.
- *Anticoagulante*: 1. Ativador de plasminogênio tecidual recombinante (rt-PA) – um dos principais tratamentos na fase aguda da isquemia, 2. heparina.
- *Antiagregante plaquetário*: ácido acetilsalicílico (aspirina) – utilizado nas primeiras 48 horas do início dos sintomas.
- *Regulação da temperatura corporal e dos níveis de glicemia*: uma vez alteradas são prejudiciais à recuperação do paciente.

Hemorragia

O objetivo é impedir ou reduzir a hipertensão intracraniana (HIC).

- *Intubação, hiperventilação*: elevação da cabeceira da cama em 45° e administração de manitol intravenoso.
- *Prognóstico*: é indicado pelo volume de hemorragia, sendo que um volume superior a 60 mL é característico de pior prognóstico.

Cirúrgico

- *Trombectomia mecânica endovascular:* o Merci Retriever é um dispositivo com o formato de saca-rolhas, preso à extremidade de um cateter que avança distal à lesão e recua retirando o trombo para dentro do cateter-guia.
- *Craniotomia descompressiva*: é um método cirúrgico que consiste na retirada de um pedaço de osso dando acesso a dura-máter e é indicado para reduzir o quadro de HIC.
- *Endarterectomia de carótida*: é a retirada de uma placa ateromatosa na artéria carótida para prevenir a liberação de um êmbolo para o cérebro.
- *Angioplastia com* stent: previne o risco de obstruções futuras com a introdução de um cateter e um balão em sua extremidade posicionado no local da placa ateromatosa, onde o balão é inflado e o *stent* liberado.
- *Tratamento das malformações arteriovenosas*: 1. radiocirurgia, 2. microcirurgia, 3. terapia endovascular com material embólico.
- *Tratamento dos aneurismas*: 1. clipagem do colo do aneurisma, 2. embolização percutânea (preenchimento com molas de platina).

AVALIAÇÃO FISIOTERAPÊUTICA

É dever do fisioterapeuta entender que o paciente está inserido em um contexto social e que apresenta, além das dificuldades do próprio envelhecimento e da doença neurológica, uma história de vida, observando o *todo* para se possa programar um tratamento adequado conforme as particularidades de cada indivíduo.

- *Queixa principal:* as questões – o que mais lhe incomoda neste momento? E o que o(a) senhor(a) busca com a fisioterapia? – possibilitarão que o fisioterapeuta direcione o tratamento para as dificuldades funcionais do paciente.
- *História:* a conversa com o paciente deverá ser guiada por alguns questionamentos:
  - Tempo de lesão: agudo ou crônico (mais de 6 meses), importante para definir o tipo de intervenção.
  - Número de AVEs.
  - Presença de fatores de risco: uso de drogas (fumo, álcool, cocaína etc.), DM, doença cardíaca, HAS, hipercolesterolemia e/ou uso de anticoncepcional oral.
  - Presenças de outros distúrbios associados: câncer, doenças dos sistemas cardiorrespiratório, alergias, refluxo gastroesofágico, cirurgias anteriores, colocação de placas ou pinos, distúrbios de coluna, doença renal ou hepática, doenças contagiosas, entre outras, que podem influenciar na recuperação ou na escolha de alguns tratamentos.
  - História familiar: AVE, doença cardíaca, infarto, embolia, aneurisma, malformações arteriovenosas, HAS, DM, demência vascular ou até mesmo AVE recorrente, pois irá definir se o paciente é risco potencial para uma nova lesão e ser realizada a intervenção através do controle dos fatores de risco.

- *Inspeção e palpação:* a observação do paciente deve ser feita diariamente para que se possa fazer sua evolução clínica e, se necessário, a mudança de intervenção se não observada melhora:
  - Edema nos membros; deformidades decorrentes da espasticidade (pé equino, posturais etc.); paralisia facial; úlceras de pressão; atrofia muscular; cianose; condições da pele (desidratação, equimoses etc.); posicionamento no leito; dieta por sonda (enteral ou parenteral, oro ou nasogástricas, oro ou nasoenteral, gastrostomia ou jejunostomia); acesso venoso (central ou periférico); suporte ventilatório (óculos nasal, máscara facial, traqueostomia, ventilação mecânica invasiva ou não invasiva). Já na palpação serão verificadas a gravidade do edema e a temperatura da pele.
- *Sensibilidade:*
  - Tátil: com um estesiômetro de Semmes-Weinstein; com algodão para tato leve; teste de discriminação entre dois pontos para a densidade de inervação das fibras de adaptação rápida.
  - Dolorosa: com um alfinete, tocando a pele do paciente tanto com o lado pontiagudo quanto com o outro lado, aleatoriamente.
  - Térmica: com um tubo de ensaio com água quente (45°C) e o outro com água em temperatura ambiente.
  - Vibratória: com um diapasão; vibrômetro ou bioestesiômetro.
  - Profunda: testes de sentido de posição e sentido de movimento, que verificam a sensibilidade profunda.
- *Força muscular:* a análise pode ser feita com a escala de resistência manual que gradua de zero a cinco ou com a dinamometria isocinética que fornece dados quantitativos. A avaliação deve abordar a musculatura respiratória (diafragma, reto abdominal, oblíquos, intercostais internos e externos, musculatura acessória), mastigatória, facial, de membros, tronco e pelve.
- *Tônus:* as escalas mais utilizadas são – Escala de Ashworth; Escala de Ashworth Modificada; Escala de Penn – escore de frequência de espasmos.
- *Reflexos:* presença ou não do reflexo cutâneo plantar (Babinski) e dos principais reflexos tendíneos – patelar, aquileu, bicipital e tricipital – testados por meio da escala de reflexos tendinosos.
- *Coordenação:* testes dedo-dedo, dedo-nariz e calcanhar-joelho.
- *Equilíbrio estático e dinâmico:* 1. Escala de equilíbrio de Berg, 2. Timed up and Go – são maneiras baratas, fáceis e rápidas de análise, 3. baropodometria computadorizada, pelo deslocamento do centro de pressão, 4. *balance system*, 5. biofotogrametria computadorizada, entre outros.
- *Funcionalidade:* 1. Medida de Independência Funcional (MIF), 2. Classificação Internacional de Funcionalidade (CIF), 3. Índice de Barthel, 4. Fugl Meyer – verifica a recuperação pós-AVE através da mensuração sensório-motora.
- *Qualidade de vida:* avaliada pela *Stroke Specific Quality of Life Scale* (SSQOL).
- *Marcha:*
  - *Pressão plantar e deslocamento do centro de pressão*: *baropodometria computadorizada*: é um sistema que pode utilizar tanto palmilhas, quanto uma plataforma de pressão.
  - *Espaço-temporal e cinemática*: pelo sistema de fotogrametria com base em vídeo que permite a reconstrução em três dimensões da marcha chamado Sistema de Análise do Movimento Qualysis.

- *Velocidade*: pelo teste de velocidade de marcha que pode ser feito com o paciente realizando uma marcha natural ou enquanto sobe e desce escadas.
- *Aptidão cardiorrespiratória:* avaliada por meio da definição do consumo máximo de oxigênio (VO_2pico) e do limiar anaeróbio, analisados pelo teste ergoespirométrico na esteira ou na bicicleta (cicloergômetro), esta última mais utilizada para este tipo de paciente já que possuem maiores dificuldades para realizar a marcha na esteira.

TRATAMENTO FISIOTERAPÊUTICO

Ao longo dos últimos anos, a fisioterapia tem sido reconhecida como um tratamento eficiente na reabilitação de idosos com AVE. Sem esta intervenção, muitos se veem dependentes da família ou de casas geriátricas, tornam-se isolados socialmente com altos índices de depressão gerando altos custos para o sistema de saúde.

Sabe-se que pacientes idosos, na maioria das vezes, apresentam algumas doenças associadas e, além de terem uma recuperação mais lenta, também mostram complicações mais severas da doença. Por este motivo, uma grande atenção deve ser dada para todas as suas funções orgânicas além da doença em si, devendo-se buscar a técnica que mais se encaixará em cada situação, sem correr o risco de sobrecarregar o idoso com excessos de associações terapêuticas.

FASE AGUDA

Deve-se tomar cuidado com a pressão intracraniana (PIC), pois todo movimento que aumenta a pressão torácica e arterial no paciente com HIC pode elevá-la a ponto de causar uma lesão cerebral mais grave que a já existente. A hipotenção arterial também não deve ocorrer, pois causa lesão neuronal na isquemia por diminuir o fluxo sanguíneo ao tecido, portanto é recomendado não reduzir a PA a não ser que esteja acima de 185/110 mmHg.

- Objetivos: observar sinais vitais:
  - Estimular funcionalidade.
  - Prevenir úlceras de decúbito e deformidades.
  - Manter ventilação pulmonar adequada.
  - Prevenir o acúmulo de secreções pulmonares.
  - Prevenir ombro doloroso.
  - Prevenir trombose venosa profunda e auxiliar retorno venoso periférico.
  - Modular tônus.
  - Melhorar sensibilidade.
  - Manter mobilidade articular.
  - Melhorar força muscular.
  - Estimular transferências e deambulação o mais cedo possível.
  - Orientar o paciente.
- Tratamento:
  - *Posicionamento*: elevação dos MS e MI, evitando contato das extremidades ósseas com o leito; cabeceira elevada a 30° a fim de melhorar o fluxo sanguíneo para o cérebro e não aumentar a PIC.
  - *Órteses e bandagem funcional*: articulações mais atingidas pela espasticidade em posição neutra (flexores de MS e extensores de MI).
  - *Mudanças de decúbito*: devem ser feitas a cada 2 horas.
  - *Higiene brônquica*:

- *Descolamento das secreções*: vibratoterapia ou *flutter*.
- *Deslocamento*: drenagem postural, que pode ser associada às técnicas de descolamento, posicionando o paciente conforme o lobo pulmonar com secreção: 1. lobo superior – sentado ou cabeceira elevada a 45°, 2. lobo médio – decúbito lateral esquerdo, 3. lobo inferior – 0° de elevação, 4. posterior: decúbito ventral, 5. anterior: decúbito dorsal, 6. lateral: decúbito lateral direito ou esquerdo.
- *Eliminação*: 1. tosse: se o paciente conseguir ativamente, 2. tique traqueal: se tossir com algum estímulo, 3. aspiração brônquica: se não for capaz de tossir voluntariamente pela sedação, por inconsciência ou não colaborativo. Essa técnica necessita do cuidado do fisioterapeuta para com o paciente e deve iniciar sempre com a orientação detalhada ao paciente sobre a importância do procedimento para o seu bem-estar e dos desconfortos que ele irá sentir. Ele também deverá ser posicionado corretamente no leito para a entrada perfeita da cânula, que entrará clampeada e será solta quando introduzida no limite pretendido até a sua saída completa.

O tempo de introdução da cânula e o número de vezes de sua entrada irá depender da quantidade de secreção presente (verificada por meio da ausculta pulmonar e da avaliação detalhada dos raios X), devendo sempre ser evitados excessos que possam lesionar o tecido, já que este paciente é idoso e possui um déficit neurológico, o que fará com que sua recuperação seja mais lenta. O terapeuta também deverá monitorar os sinais vitais, principalmente a saturação de oxigênio, sendo que o cuidado deverá ser redobrado quando a PIC estiver aumentada. Neste caso, a aspiração deverá ocorrer em um tempo mais curto.

- *Expiração lenta total com glote aberta em decúbito lateral (ELT GOL)*: para desobstrução brônquica. O paciente se deita sobre a região a ser abordada e realiza expiração lenta desde a capacidade funcional residual até o volume residual. O fisioterapeuta fica atrás, com uma mão infra-abdominal e a outra no ombro contralateral, sendo que a pressão é feita aproximando as duas mãos.
- *Ciclo ativo da respiração*: na posição sentada; com/sem drenagem postural, inspiração em tempos e/ou auxílio dos membros superiores. Cada exercício consiste em uma progressão de respirações relaxadas com predomínio da respiração diafragmática, para inspirações profundas e técnica de expiração forçada.
- *Estimulação diafragmática*: reeduca a função do diafragma e melhora a ventilação pulmonar por meio do estímulo tátil do músculo no final da expiração e no início da inspiração.
- *Incentivadores respiratórios*: 1. *Respiron:* trabalha a respiração sustentada máxima e o paciente tenta manter as três bolinhas do aparelho para cima durante 5 a 10 segundos, 2. *Voldyne:* gera um fluxo linear até atingir a capacidade inspiratória máxima e o paciente sustenta a inspiração por 5 a 10 segundos, melhorando a ventilação e a força muscular respiratória.
- *Exercícios passivos, ativo-assistidos e ativos com objetivos metabólicos*: com os membros mais elevados que o tronco são realizadas 20 repetições em um membro de cada vez com o movimento de flexão-extensão de punho e tornozelo.

FISIOTERAPIA NO ACIDENTE VASCULAR ENCEFÁLICO EM IDOSOS

- *Dessensibilização*: materiais grosseiros no início – lixa, cerdas de escova de cabelo, escova de dentes, pincel, progredindo para mais leves – esponja, algodão, tecidos etc.
- *Fortalecimento muscular*:
  - ◆ *Respiratório*: dos músculos diafragma, oblíquos internos, oblíquos externos e reto abdominal, com resistência da gravidade, através da inspiração e expiração; manual; peso (haltere ou caneleira) colocado sobre o abdome; estimulação elétrica funcional (EEF).
  - ◆ *Geral*: de membros superiores e inferiores com a resistência da gravidade; pesos (halteres, caneleiras, faixas elásticas); facilitação neuromuscular proprioceptiva (FNP); EEF (se o paciente é incapaz de realizar o movimento, tentando realizar sempre o movimento associado ao estímulo).
- *Descarga de peso*: sentado, de joelhos ou em pé, com apoio das mãos e/ou dos membros inferiores transferindo para lateral, anterior e posterior sobre o próprio leito ou sobre um disco inflável.
- *Transferências*: com repetições dos movimentos de deitado para sentado/ajoelhado, sentado/ajoelhado para em pé, sentado para sentado (cama-cadeira) e vice-versa.
- *Treino de marcha*: primeiramente nas barras paralelas ou com andador, progredindo para muleta, bengala e sem dispositivo auxiliar. Além disso, também o treinamento pode ser feito com alguns obstáculos no caminho como objetos menores progredindo para maiores, pedindo ao paciente que passe por cima ou desvie sem tocá-los.
- *Terapia de restrição*: restringindo o movimento do MS não acometido, atenção maior é dada na utilização do membro-acometido evitando, assim, a negligência unilateral durante a fisioterapia e no restante do dia.
- *Orientações ao paciente e aos familiares*: fazer atividades funcionais sem ou com mínima ajuda; alimentar-se com a cabeceira do leito elevada a 45°; posicionamento; sair o máximo do leito (cadeira ou deambular); alertar sobre a importância do controle dos fatores de risco modificáveis.

FASE CRÔNICA

- Objetivos:
  - Melhorar ou manter força muscular.
  - Modular tônus.
  - Melhorar sensibilidade e coordenação motora.
  - Melhorar função e marcha.
  - Estimular interação com a família e com a sociedade.
  - Orientar o paciente.
- Tratamento:
  - *Dessensibilização*.
  - *Fortalecimento muscular*: FNP, direcionando para as atividades funcionais, dando atenção também para o fortalecimento dos músculos extensores de tronco e abdominais.
  - *Trabalho de coordenação motora*: com objetos de diferentes tamanhos e formas; tarefas como encaixar objetos ou colocá-los e retirá-los de uma caixa, sempre iniciando por objetos maiores e de melhor visualização para menores, intensificando a dificuldade do exercício.
  - *Treinamento de equilíbrio*: descarga de peso unipodal anteroposterior, laterolateral e apoio bipodal, com progressão de olhos abertos para fechados, de cama elástica para disco inflável, tábua de propriocepção e balancim.

- *Dissociação de cinturas*: sentado sobre a cadeira progredindo para uma bola, o paciente irá pegar objetos na sua lateral e acima de seu ombro e entregar ao terapeuta do outro lado ou na frente, exigindo mobilidade de tronco e de cintura pélvica.
- *Treino de funcionalidade*: com exercícios que reproduzam as atividades de vida diária, incentivando o paciente desde a chegada na clínica a abrir e fechar portas, acender a luz, tirar o casaco, amarrar os sapatos etc.

> Um ambiente funcional como uma casa pode ser criado na própria clínica, com cozinha, quarto, banheiro e seus móveis, onde o paciente realiza atividades comuns do seu dia a dia. Assim, o atendimento é direcionado para a queixa principal, por exemplo: se a dificuldade relatada é em se alimentar, o treinamento será desde a abertura da geladeira, pegando o alimento até a alimentação em si, o que dependerá da capacidade em realizar a atividade proposta.

- *Treino de marcha*: em solos diferentes como terrenos planos, pedregosos, calçados, asfaltados, com gramado, terra pura, em escadas e diferentes níveis.
- *Hidroterapia*: pode ser um meio para a realização de atividades como alongamento, fortalecimento, treino de equilíbrio, exercício aeróbico, entre outros, os quais são realizados mais facilmente pelo paciente já que a flutuação auxilia no movimento.
- *Reeducação postural global (RPG)*: com a utilização de algumas posturas, dentre elas: rã no chão, sentada, decúbito dorsal, em pé contra a parede, e suas devidas progressões, que podem auxiliar na melhora da postura do paciente e, consequentemente, da marcha e das AVD's.
- *Treino de marcha na esteira com suporte parcial de peso*: inicialmente reduz em 40% a descarga de peso, diminuindo a porcentagem progressivamente. O resultado é uma maior velocidade, cadência, equilíbrio e funcionalidade na marcha, acelerando a reabilitação do paciente.
- *Exercício aeróbico*: devem abordar grandes grupos musculares e utilizar de atividades como caminhada, bicicleta estacionária ou esteira, sendo que a intensidade deve estar entre 50-80% da frequência cardíaca máxima e entre 11 e 14 do índice de percepção de esforço de Borg.
- *Biofeedback*: é uma técnica de aprendizagem de movimento fundamentada na tentativa-erro e, desta forma, fornece informação aferente visual e/ou sonora ao paciente, que modula uma resposta motora eferente.
- *Orientações*: deambular e realizar as AVD's com mínima ajuda e com maior frequência; controlar os fatores de risco e estimular a socialização.

Exemplo de Exercícios

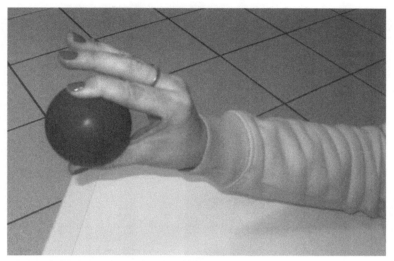

Fig. 11-1. Motricidade fina – fortalecimento de dedos.

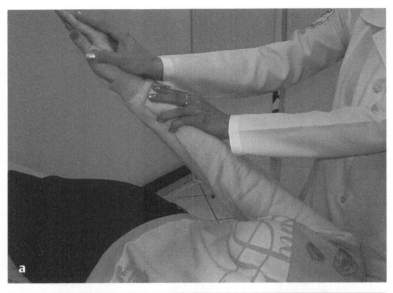
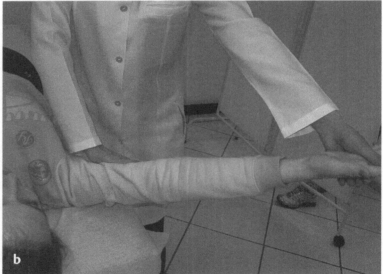

Fig. 11-2. (**a,b**) Exercícios de Kabat.

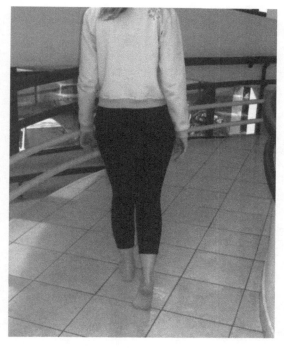

Fig. 11-3. Descer rampas.

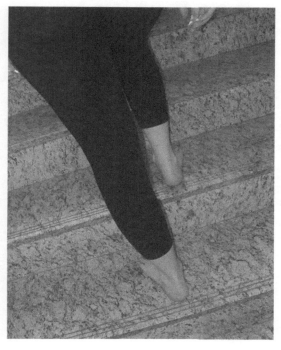

Fig. 11-4. Subir escadas.

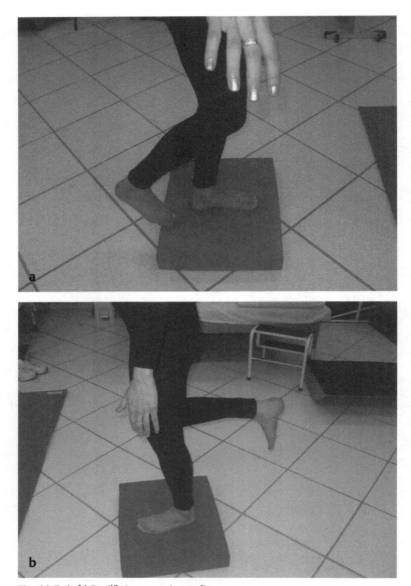

Fig. 11-5. (a,b) Equilíbrio e propriocepção.

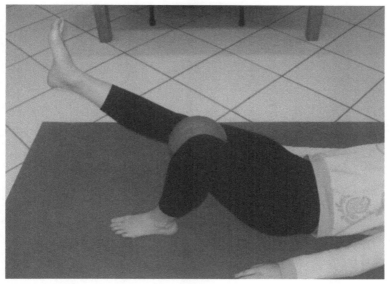

Fig. 11-6. Fortalecimento de membro inferior.

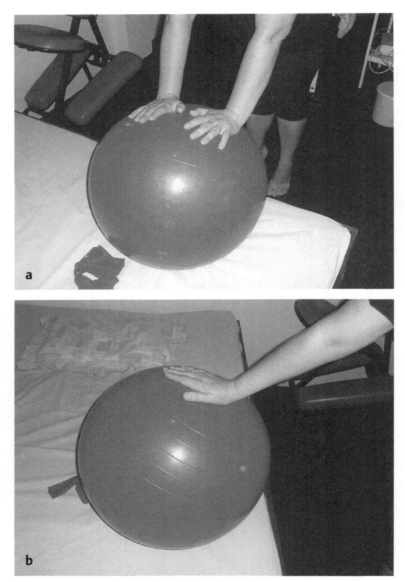

Fig. 11-7. (a,b) Transferência de peso.

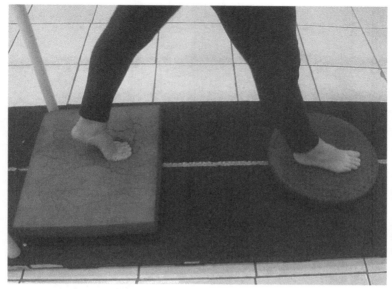
Fig. 11-8. Treino de marcha.

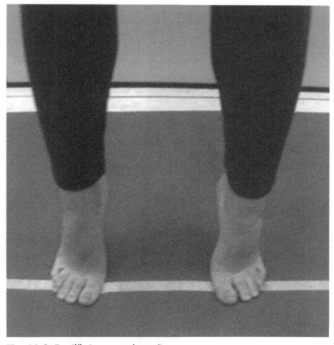
Fig. 11-9. Equilíbrio e coordenação.

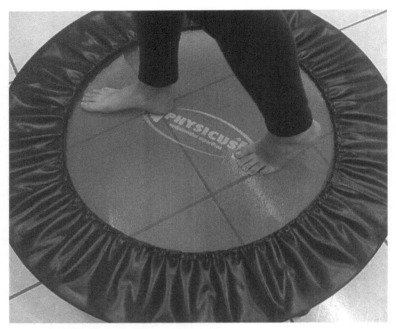

Fig. 11-10. Equilíbrio e propriocepção.

BIBLIOGRAFIA

Alexandrova ML, Bochev PG. Oxidative stress during the chronic phase of stroke. Free Radic Biol Med. 2005;39(3):297-316.
American Heart Association (AHA). Heart disease and stroke statistics. Dallas: Update. 2005.
André C. Manual de AVC. 2. ed. Rio de Janeiro: Revinter; 2006.
Arana A, Uribe CS, Muñoz A, et al. Enfermedad cerebrovascular. Guias de práctica clínica basadas en la evidencia. Proyeto ISS-ASCOFAME; 2005.
Cubrilo-Turek M. Stroke risk factors: recent evidence and new aspects. International Congress Series, 2004;1262.
Frizzell JP. Acute stroke: pathophysiology, diagnosis and treatment. AACN Clin Issues. 2005;16(4):421-40.
Gagliardi RJ, et al. Primeiro Consenso Brasileiro do Tratamento da fase aguda do acidente vascular cerebral. Sociedade Brasileira de Doenças Cerebrovasculares. Arq Neuropsiquiatr. 2001;59(4):972-80.
Gargano JW, Wehner S, Reeves M. Sex differences in acute stroke care in a statewide stroke registry. Stroke. 2008;39:24-9.
Gordon NF. Physical activity and exercise recommendations for stroke survivors. Stroke. 2004;35:1230-40.
Jiang B, et al. Incidence and trends of stroke and its subtypes in China: results from three large cities. Stroke. 2006;37(1).
Lee CD, Folsom AR, Blair SN. Physical activity and stroke risk: a meta-analysis. Stroke. 2003;34:2475-81.
Neves PP, et al. Profissionais da saúde que assistem pacientes com acidente vascular cerebral, necessitam de informações especializadas. Revista Neurociências. 2004;12(4):173-81.
O'Sullivan SB, Schmitz TJ. Fisioterapia: avaliação e tratamento. 3. ed. Rio de Janeiro: Manole; 2004.

FISIOTERAPIA NO ACIDENTE VASCULAR ENCEFÁLICO EM IDOSOS

Pontes-Neto OM, et al. Diretrizes para o manejo de pacientes com hemorragia intraparenquimatosa cerebral espontânea. Arquivos de NeuroPsiquiatria. 2009;67(3b).

Raffini CN, et al. Revascularização clínica e intervencionista no acidente vascular cerebral isquêmico agudo: opinião nacional. Arquivos de NeuroPsiquiatria. 2006;64(2a).

Reid JM, et al. Gender differences in stroke examined in a 10-year co-hort of patients admitted to a Canadian Teaching Hospital. Stroke. 2008;39:1090-5.

Silva FA, et al. Enfermedad cerebrovascular en Colômbia. Revista Colombiana de Cardiologia. 2006;13(2).

Silva LLM, Moura CEM, Godoy JRP. A marcha no paciente hemiparético. Universitas: Ciências da Saúde. 2005;3(2).

Smeltzer SC, Bare BG. Brunner & Suddarth: tratado de enfermagem médico-cirúrgica. 9. ed. Rio de Janeiro: Guanabara Koogan; 2002;4.

Stokes M. Neurologia para fisioterapeutas. São Paulo: Premier; 2000.

SÍNDROME DA IMOBILIDADE

CAPÍTULO 12

Lia Mara Wibelinger

INTRODUÇÃO

A síndrome da imobilidade é comum em idosos e consiste no estado em que o indivíduo vivencia limitações físicas do movimento, decorrente de um desequilíbrio entre repouso e atividade física, ou seja, alterações que ocorrem quando fica acamado por longo período de tempo. Caracteriza-se por diminuição de reserva e pela resistência reduzida aos estressores, resultante de declínio cumulativo nos sistemas fisiológicos (principalmente neuroendócrino, imunológico e musculoesquelético), causando vulnerabilidade às condições adversas.

Os efeitos da imobilização são definidos como uma redução na capacidade funcional dos sistemas cardiorrespiratório, vascular, endócrino, gastrointestinal, urinário, muscular, esquelético e neurológico, sendo que estas complicações podem ser aumentadas dependendo dos fatores preexistentes de cada paciente.

O imobilismo, por si só, é uma causa de morbidade no idoso, sendo que o completo imobilismo pode levar à perda de 5-6% de massa muscular e de força por dia. Essa síndrome pode ser causada por diversos fatores, como psicológicos (depressão, demência, medo de quedas), sociais (isolamento social, restrição física, falta de estímulo) e físicos (osteoporose, fraqueza muscular, insuficiência venosa), ou mesmo quando a pessoa idosa precisa ficar imobilizada, devido a uma queda, resultando em uma fratura. O repouso beneficia a região lesionada, mas seu prolongamento prejudica o resto do organismo.

O sistema musculoesquelético é o mais acometido pelo imobilismo, podendo levar a osteoporose (osteopenia), fibrose, contraturas, atrofias, diminuição da força muscular e redução de resistência muscular. Nos músculos ocorre diminuição no nível de glicogênio e ATP em função da redução da atividade muscular que pode comprometer a irrigação sanguínea, levando à baixa tolerância ao ácido lático e débito de oxigênio, com consequente diminuição da capacidade oxidativa, diminuição da síntese proteica, da força muscular e do número de sarcômeros, ocorrendo atrofia das fibras musculares tipos I e II, diminuição do torque (força), falta de coordenação ocasionada pela fraqueza generalizada resultando em má qualidade de movimento, dor e desconforto (imobilidade induz a um processo inflamatório tecidual com liberação de substâncias que estimulam os receptores locais de dor).

É identificada em casos de déficit cognitivo de médio a grave, múltiplas contraturas e, também, em critério menor, quando se observam sinais de sofrimento cutâneo ou úlceras de pressão, disfagia leve a grave, dupla incontinência ou afasia.

Os cuidados com o idoso acamado consistem em:

- Estimulação da mobilidade.
- Evitar restrição ao leito.
- Cuidado com o toque (com firmeza, sem machucá-lo).
- Diminuir a dor e o desconforto.
- Realizar trocas posturais constantes.
- Posicionar corretamente com o uso de coxins.
- Não alimente o idoso deitado nem com extensão ou rotação do pescoço.
- Caso o idoso esteja engasgando, sente-o e evite alimentos mais líquidos. Prefira os pastosos.
- Evite a posição em flexão das articulações.
- Faça mobilizações articulares constantes.
- Trocas constantes de fraldas.
- Manter a pele sempre seca e hidratada.
- Deixar os lençóis sempre esticados e sem restos alimentares.
- Não fazer fricção durante as transferências.
- Evitar o cisalhamento.
- Hidrate-o sempre.

DIAGNÓSTICO

O diagnóstico é feito por meio dos seguintes critérios: critério maior: déficit cognitivo médio a grave, além de múltiplas contraturas, e também pelo critério menor:

- Sinais de sofrimento cutâneo ou úlcera de pressão.
- Dificuldades na deglutição (disfagia) leve ou grave.
- Incontinência urinária e fecal.
- Alterações na fala.

Muitos fatores físicos, psicológicos e ambientais podem causar imobilidade em pessoas idosas, como:

- Artrites.
- Osteoporose.
- Fraturas.
- Doença de Paget.
- Doença de Parkinson.
- Neuropatias periféricas.
- Sequelas de acidente vascular encefálico.
- Insuficiência cardíaca grave.
- Doença coronariana instável (anginas).
- Claudicação (doença vascular periférica).
- Doença pulmonar obstrutiva crônica (DPOC).
- Dor crônica.
- Desnutrição grave etc.

Considera-se que de 7 a 10 dias seja um período de repouso, de 12 a 15 dias já é considerada imobilização e, a partir de 15 dias, é considerado decúbito de longa duração. Para cada semana de imobilização completa no leito um paciente pode perder de 10 a 20% de seu nível inicial de força muscular. Por volta de 4 semanas, 50% da força inicial pode estar perdida.

QUADRO CLÍNICO

- *Sistema musculoesquelético*: osteoporose, atrofias, contraturas etc.
- *Sistema tegumentar*: úlceras de pressão, edema, alterações sensitivas, micoses.
- *Sistema cardiovascular*: trombose venosa profunda, embolia pulmonar, isquemia arterial aguda dos membros inferiores.
- *Sistema respiratório*: pneumonia e outras doenças estruturais.
- *Sistema urinário*: incontinência urinária, infecção do trato urinário.
- *Sistema digestivo*: desnutrição, constipação, disfagia, distúrbio neuropsíquico.

Tratamento Fisioterapêutico

Objetivos

O posicionamento adequado no leito associado a um programa de cinesioterapia dirigida é fundamental para a prevenção de contraturas osteomusculares e articulares. A utilização de técnicas de mobilização passiva, o mais precoce possível, evoluindo para mobilização ativa, se mostra fundamental na redução do tempo de repouso no leito que deverá ser realizada progressivamente levando-se em conta a condição clínica do paciente.

Um dos objetivos principais é a busca do retorno as suas atividades de vida diária (AVD's) no menor período possível, sendo assim, o treinamento funcional deve focar no desenvolvimento de habilidades para a solução de problemas e estratégias compensatórias apropriadas a fim de assegurar que as tarefas de AVD's sejam realizadas.

A mobilização precoce diminui a incidência de tromboembolismo e de trombose venosa profunda, além de permitir a melhor oxigenação e nutrição dos órgãos internos. Como algumas das principais consequências relacionadas com o desuso do aparelho locomotor podemos citar a redução da elasticidade muscular, a redução da amplitude de movimento e até mesmo a contratura muscular causada pela proliferação do tecido conectivo, além da redução das reservas de glicogênio e consequente queda da homeostasia energética e morfológica, levando ao que chamamos de hipotrofia muscular.

A atividade física durante o período de imobilização pode reduzir as mudanças fisiológicas desfavoráveis e as complicações geradas pela imobilidade, melhorando a qualidade de vida do sujeito durante e após a enfermidade:

- Reduzir a dor.
- Transferência no leito e independência nas atividades de vida diária.
- Estimular a deambulação (caminhada).
- Prevenindo complicações pulmonares.
- Auxiliando na resolução e prevenção de patologias pulmonares.
- Promovendo um padrão respiratório mais eficaz.
- Evitar complicações circulatórias (vasculares), encurtamentos musculares, atrofias e contraturas.
- Manter a força muscular e a amplitude de movimentos com exercícios isométricos, metabólicos, ativos-resistidos e passivos.
- Melhorando mobilidade, flexibilidade, coordenação e habilidade.
- Promovendo o relaxamento.
- Prevenindo e tratando o edema (inchaço) que pode ocorrer como consequência da patologia de cirurgias ou da imobilização no leito.
- Promovendo a reeducação postural e conscientização corporal.

- Prevenindo úlceras de pressão (desde a fase aguda hospitalar, realizando mudanças de decúbito de 2/2 h).
- A estimulação elétrica também promove a elevação na atividade contrátil das fibras musculares. Desse modo, a dinâmica de captação e metabolismo da glicose e a atividade das vias metabólicas celulares são aumentadas, uma vez que os grupos submetidos somente apresentaram maiores reservas de glicogênio.

CONDUTA FISIOTERAPÊUTICA

Cinesioterapia (ativa, passiva ou ativo-assistida, ativos livres, isométricos), mobilização articular, metabólicos, transferência de peso, Treino de marcha, equilíbrio e propriocepção, eletrotermofototerapia, https://revistaft.com.br/abordagem-fisioterapeutica-em-idosos--com-sindrome-de-imobilidade/

Exemplos de Exercícios

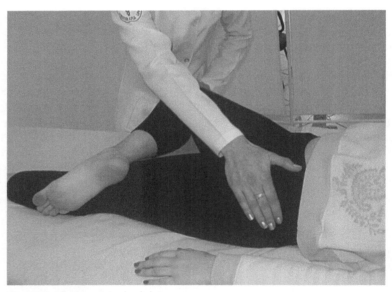

Fig. 12-1. Alongamento de abdutores.

SÍNDROME DA IMOBILIDADE

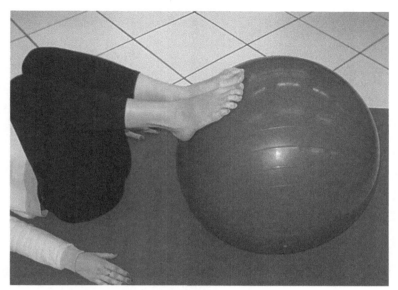

Fig. 12-2. Fortalecimento de membro inferior.

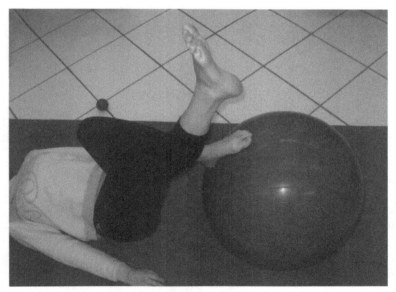

Fig. 12-3. Exercícios de fortalecimento e transferência de peso.

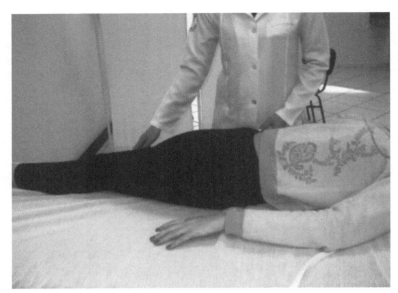

Fig. 12-4. Alongamento de cadeia anterior.

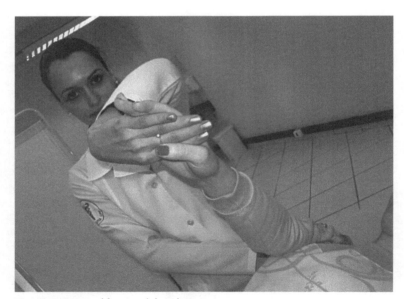

Fig. 12-5. Diagonal funcional de Kabat.

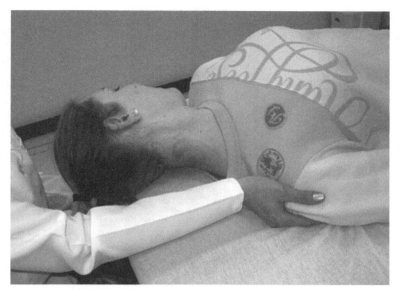

Fig. 12-6. Alongamento de escalenos.

BIBLIOGRAFIA

Akeson WH, et al. Effects of immobilizations on joints. Fisiotherapy. 1986;28.
Carvalho CMM, Shimano AC, Volpon JB. Efeitos da imobilização e do exercício físico em algumas propriedades mecânicas do músculo esquelético. Revista Brasileira de Engenharia Biomédica. 2002;18(2):65-73.
Chingui JL, et al. Perfil metabólico muscular nos períodos de 1, 2, 3, 7 e 15 dias de imobilização articular. Dissertação. UNIMEP, Piracicaba – São Paulo, 2005.
Duarte YAO, Diogo MJE. Atendimento domiciliar: um enfoque gerontológico. São Paulo: Atheneu; 2005.
Gasparotto LPR, Santos JFFQ. A importância da análise dos gêneros para fisioterapeutas: enfoque nas quedas entre idosos. Revista Fisioterapia em movimento [online]. 2012;25(4):701-7.
Knobel E. Condutas no paciente grave. São Paulo: Atheneu; 2006.
Melo ACR, López RFA. Efeitos da atividade física na redução dos efeitos do imobilismo. Revista Digital. Buenos Aires, Argentina. 2004;10(68).
Pereira HCB, Duarte PHM, do Monte Mélo T, et al. Intervenção fisioterapêutica na Síndrome da Imobilidade em pessoas idosas: revisão sistematizada. Arch Heal Investig. 2017;6:505-8.
Raposo AC, Lópes RFA. Efeitos da imobilização prolongada e atividade física. Revista Digital, Buenos Aires, Argentina. 2002;8(50).
Rodrigues RAS, et al. Teste TUG e saúde autopercebida em idosos: estudo de base populacional. Revista Brasileira de Cineantropometria & Desempenho Humano. 2018;20(3):247-57.
Santos BJC, et al. A síndrome do imobilismo e seus efeitos sobre o aparelho locomotor do idoso. InterSciencePlace. 2015;1(22).
Santos JR, et al. Aplicabilidade do cicloergômetro no controle da síndrome do imobilismo durante a terminalidade. REFACS [online]. 2018;6(2):649-53.

ÍNDICE REMISSIVO

Entradas acompanhadas por *f*, *b* ou *q* em itálico indicam figuras, boxes e quadros, respectivamente.

A

Abdome
  fortalecimento de, 93*f*
    na artroplastia total, 93*f*
      de quadril e joelho, 93*f*
Abdutor(es)
  alongamento de, 176*f*
    na síndrome da
      imobilidade, 176*f*
Acupuntura
  na osteoartrite, 128
ADM (Amplitude de
  Movimento), 62, 80, 128
Adutor(es)
  fortalecimento de, 123*f*, 125*f*
    na osteoartrite, 123*f*, 125*f*
Alongamento
  e queda de idosos, 75*f*
    de cadeia posterior, 75*f*
      e transferência de peso,
        75*f*
  na DP, 52*f*
    de cadeia posterior, 52*f*
  na osteoartrite, 122*f*
    de membro inferior, 122*f*
  na osteoporose, 109*f*
    da musculatura lateral,
      110*f*
    de cadeia posterior, 109*f*
  nas fraturas de fêmur,
    85*f*, 87*f*
    em idosos, 85*f*, 87*f*
      de musculatura
        posterior, 85*f*
      e coordenação, 87*f*
  na síndrome, 38*f*, 39*f*, 41*f*,
    176*f*, 178*f*, 179*f*

da fragilidade, 38*f*, 39*f*, 41*f*
  da musculatura
    posterior, 41*f*
  de membro inferior, 38*f*,
    39*f*
  exercícios de, 39*f*
da imobilidade, 176*f*, 178*f*,
  179*f*
  de abdutores, 176*f*
  de cadeia anterior, 178*f*
  de escalenos, 179*f*
Anamnese, 1
Anexo
  E, 17
    avaliação, 17
      da qualidade de vida, 17
      escala WHOQOL,
        22*b*-28*b*
      versão brasileira
        do questionário,
        18*b*-21*b*
      mini-mental de Folstein,
        29*b*
  F, 17
    escala geriátrica de
      depressão, 32
      de Yesavage *et al.*, 32
Artroplastia Total
  de joelhos, 89-97
    avaliação fisioterapêutica,
      89
    cirurgias malsucedidas, 89
    conduta fisioterapêutica,
      90
    tratamento, 89
      objetivos de, 90
  de quadril, 89-97
    avaliação fisioterapêutica, 91

cirurgia, 91
  após a, 91
  cuidados antes da, 91
  conduta fisioterapêutica,
    92
  dor, 91
  exemplos de exercícios,
    92-97
Atividade
  física, 102
    osteoporose e, 102
Autoestima
  avaliação da, 30
    escala de qualidade de
      vida, 30*b*-31*b*
      WHOQOL, 30*b*-31*b*
Autoimagem
  avaliação da, 30
    escala de qualidade de
      vida, 30*b*-31*b*
      WHOQOL, 30*b*-31*b*
Avaliação
  em fisioterapia geriátrica,
    1-33
    anamnese, 1
    anexo E, 17
      qualidade de vida, 17
        escala WHOQOL,
          22*b*-28*b*
        versão brasileira
          do questionário,
          18*b*-21*b*
        mini-mental de Folstein,
          29*b*
    anexo F, 17
      escala geriátrica de
        depressão, 32
        de Yesavage *et al.*, 32

182 ÍNDICE REMISSIVO

da autoestima, 30
escala de qualidade de vida, 30b-31b
WHOQOL, 30b-31b
da autoimagem, 30
escala de qualidade de vida, 30b-31b
WHOQOL, 30b-31b
da dor, 2
como avaliar, 2
desenho da, 3
escala visual analógica, 3
natureza da, 3
questionário de MacGill, 4
dados de identificação, 1
da flexibilidade, 5
da força muscular, 5
da marcha, 15
índice de Tinetti, 15q
da mobilidade, 2
goniometria, 2
perimetria, 2
de quedas, 14
escala de risco de Downton, 14q
do equilíbrio, 8
escala de Berg, 8q-12q
índice de Tinetti, 13q
exame físico, 2
funcional, 7
índice de Katz, 8q
isocinética, 5
dinamômetro isocinético Biodex, 6
MEEM, 17
postural, 16
anteroposterior, 16
anteroanterior, 16
posição perfil, 16
psicossocial, 8
testes especiais, 33
fisioterapêutica, 37, 49, 62
na DA, 62
na DP, 49
no tratamento, 37
da síndrome da fragilidade, 37
na osteoporose, 103
de risco de quedas, 104b
escala de Downton, 104b
prevenção, 104
de fraturas, 104

de quedas, 104
AVD's (Atividades de Vida Diária), 35
escala de, 8q
índice de Katz, 8q
AVE (Acidente Vascular Encefálico)
em idosos, 153-170
fisioterapia no, 153-170
avaliação
fisioterapêutica, 157
características clínicas, 154
complicações secundárias, 155
conceituação, 153
etiologia, 154
exemplo de exercícios, 163
fase, 159, 161
aguda, 159
crônica, 161
fisiopatologia, 153
incidência, 154
métodos diagnósticos, 155
diagnósticos diferenciais, 156
prevenção, 156
tratamento, 156
cirúrgico, 157
emergência, 156
fisioterápico, 159
medicamentoso, 156

B
Berg
escala de, 8q-12q
de equilíbrio, 8q-12q
Biodex
dinamômetro isocinético, 6
Biofeedback
na IU, 134
nos idosos, 134
Biópsia
óssea, 101
na osteoporose, 101
Bradicinesia
DP e, 46

C
Cadeia Anterior
alongamento de, 178f
na síndrome, 178f

da imobilidade, 178f
Cadeia Posterior
alongamento de, 52f, 75f, 109f
e queda de idosos, 75f
e transferência de peso, 75f
na DP, 52f
na osteoporose, 109f
Casa
segura, 72
quedas de idosos e, 72
Cinesioterapia
na IU, 137
nos idosos, 137
na osteoartrite, 121
na osteoporose, 105
Cintura(s)
dissociação de, 54f
exercício de, 54f
na DP, 54f
Conduta
fisioterapêutica, 37, 49, 63, 74, 80, 90, 92, 105, 121, 176
em quedas de idosos, 74
na artroplastia total, 90, 92
de joelhos, 90
de quadril, 92
na DA, 63
na DP, 49
na fratura de fêmur, 80
em idosos, 80
na osteoartrite, 121
na osteoporose, 105
na síndrome, 176
da imobilidade, 176
no tratamento, 37
da síndrome da fragilidade, 37
exercícios de fortalecimento, 37
Congelamento
fenômeno de, 47
DP e, 47
Controle
postural, 76f
equilíbrio e, 76f
e queda de idosos, 76f
Coordenação
alongamento e, 87f
nas fraturas de fêmur, 87f
em idosos, 87f

ÍNDICE REMISSIVO

equilíbrio e, 169*f*
  no AVE, 169*f*
    em idosos, 169*f*

D

DA (Doença de Alzheimer),
  57-67
  características clínicas, 58
  causas, 60
  conduta fisioterapêutica, 63
    exemplos de exercícios, 64
  diagnóstico, 59
  epidemiologia, 58
  fisioterapia, 62
    avaliação fisioterapêutica,
    62
  tratamento, 60
    objetivos de, 63
Dado(s)
  de identificação, 1
Dedo(s)
  fortalecimento de, 51*f*, 127*f*,
  163*f*
    motricidade fina, 163*f*
      no AVE em idosos, 163*f*
    na DP, 51*f*
    na osteoartrite, 127*f*
  mobilidade de, 41*f*
    na síndrome da fragilidade,
    41*f*
Depressão
  escala geriátrica de, 32
    de Yesavage *et al.*, 32
Descer
  exercício de, 111*f*, 165*f*
    escadas, 111*f*
      na osteoporose, 111*f*
    rampas, 165*f*
      no AVE em idosos, 165*f*
Desenho
  da dor, 3, 118
    mapa corporal, 3, 118
Diagonal
  funcional, 178*f*
    de Kabat, 178*f*
      na síndrome da
      imobilidade, 178*f*
Dinamômetro
  isocinético, 6
    Biodex, 6
Dissociação
  de cinturas, 54*f*
    exercício de, 54*f*
      na DP, 54*f*

Dor
  artroplastia total e, 91
    de quadril, 91
  avaliação da, 2
    como avaliar, 2
    desenho da, 3
    escala visual analógica, 3
    natureza da, 3
    questionário de MacGill, 4
  DP e, 47
  osteoartrite e, 117
    como avaliar, 117
  escala visual analógica, 117
Downton
  escala de, 14*q*, 104*b*
    de avaliação, 14*q*, 104*b*
      de risco de quedas, 14*q*,
      104*b*
DP (Doença de Parkinson),
  45-54
  características clínicas, 45
    bradicinesia, 46
    dor, 47
    fadiga, 47
    fala, 47
    fenômeno, 47
      de congelamento, 47
      de parada, 47
    intelecto, 48
    postura, 47
    reflexos posturais, 46
    rigidez, 46
    tremor, 46
  tratamento, 48
    fisioterapêutico, 48
      avaliação
      fisioterapêutica, 49
      conduta fisioterapêutica,
      49
      exemplos de exercícios,
      50-54
      objetivos de, 49
    medicamentoso, 48

E

Eletroestimulação
  na IU, 134
    nos idosos, 134
Elevação
  do membro inferior, 135*f*,
  136*f*
    na IU nos idosos, 135*f*, 136*f*
      com resistência, 136*f*

Equilíbrio
  avaliação do, 8
    escala de, 8*q*-13*q*
      de Berg, 8*q*-12*q*
      índice de Tinetti, 13*q*
  exercício de, 53*f*, 54*f*, 74*f*, 76*f*,
    85*f*, 95*f*, 97*f*, 108*f*, 126*f*,
    166*f*, 169*f*, 170*f*
    e queda de idosos, 74*f*
      e controle postural, 76*f*
      e transferência de peso,
      74*f*
    na artroplastia total, 95*f*,
    97*f*
      de quadril e joelho, 95*f*,
      97*f*
      e transferência de
      peso, 97*f*
    na DP, 53*f*, 54*f*
    na osteoartrite, 126*f*
    na osteoporose, 108*f*
    nas fraturas de fêmur, 85*f*
      em idosos, 85*f*
    no AVE, 166*f*, 169*f*, 170*f*
      em idosos, 166*f*, 169*f*,
      170*f*
  relaxamento e, 109*f*
    alongamento e, 109*f*
      na osteoporose, 109*f*
  treino de, 67*f*, 84*f*, 112*f*
    na DA, 67*f*
    na osteoporose, 112*f*
    nas fraturas de fêmur, 84*f*
      em idosos, 84*f*
Escala
  de avaliação, 13*q*-15*q*, 104*b*
    da marcha, 15*q*
      índice de Tinetti, 15*q*
    de risco de quedas, 14*q*,
    104*b*
      de Downton, 14*q*, 104*b*
    do equilíbrio, 13*q*
      índice de Tinetti, 13*q*
  de AVD's, 8*q*
    índice de Katz, 8*q*
  de equilíbrio, 8*q*-12*q*
    de Berg, 8*q*-12*q*
  de qualidade de vida, 22*b*-
    28*b*, 30*b*-31*b*
    WHOQOL, 22*b*-28*b*,
    30*b*-31*b*
      BREF, 25*b*-28*b*, 30*b*-31*b*
      old, 22*b*-24*b*

ÍNDICE REMISSIVO

geriátrica, 32
de depressão, 32
de Yesavage *et al.*, 32
visual, 3, 118
analógica, 3, 118
da dor, 3, 118
Escaleno(s)
alongamento de, 179f
na síndrome, 179f
da imobilidade, 179f
Exame
físico, 2
Exercício(s)
de Kegel, 133, 138
na IU, 133, 138
nos idosos, 133, 138
exemplos de, 38-42, 50-54,
64-67, 74-77, 92-97, 106-
112, 122-127, 135-137,
176-179
de fortalecimento, 38-42
na síndrome da
fragilidade, 38-42, 67
e quedas de idosos, 74-77
na artroplastia total, 92-97
de joelhos, 92-97
de quadril, 92-97
na DA, 64-67
na DP, 50-54
na IU, 135-137
nos idosos, 135-137
na osteoartrite, 122-127
na osteoporose, 106-112
na síndrome da
imobilidade, 176-179

F

Fadiga
DP e, 47
Fala
DP e, 47
Fêmur
fraturas de, 79-87
em idosos, 79-87
avaliação
fisioterapêutica, 79
conduta fisioterapêutica,
80
tratamento, 80, 82
cirúrgico, 82
fisioterapêutico, 80,
82
Fenômeno
DP e, 47

de congelamento, 47
de parada, 47
Fisioterapia
na DA, 62
avaliação fisioterapêutica,
62
no AVE em idosos, 153-170
avaliação fisioterapêutica,
157
características clínicas, 154
complicações
secundárias, 155
conceituação, 153
etiologia, 154
exemplo de exercícios, 163
fase, 159, 161
aguda, 159
crônica, 161
fisiopatologia, 153
incidência, 154
métodos diagnósticos, 155
diagnósticos diferenciais,
156
prevenção, 156
tratamento, 156
cirúrgico, 157
emergência, 156
fisioterápico, 159
medicamentoso, 156
hemorragia, 156
isquemia, 156
osteoporose e, 105
cinesioterapia, 105
conduta fisioterapêutica,
105
exemplos de exercícios,
106-112
hidrocinesioterapia, 106
Fisioterapia Geriátrica
avaliação em, 1-33
anamnese, 1
anexo E, 17
mini-mental de Folstein,
29b
qualidade de vida, 17
escala WHOQOL,
22b-28b
versão brasileira
do questionário,
18b-21b
anexo F, 17
escala geriátrica de
depressão, 32

de Yesavage *et al.*, 32
da autoestima, 30
escala de qualidade de
vida, 30b-31b
WHOQOL, 30b-31b
da autoimagem, 30
escala de qualidade de
vida, 30b-31b
WHOQOL, 30b-31b
da dor, 2
como avaliar, 2
desenho da, 3
escala visual analógica, 3
natureza da, 3
questionário de MacGill,
4
da flexibilidade, 5
da força muscular, 5
da marcha, 15
índice de Tinetti, 15q
da mobilidade, 2
goniometria, 2
perimetria, 2
dados de identificação, 1
de quedas, 14
escala de risco de
Downton, 14q
do equilíbrio, 8
escala de Berg, 8q-12q
índice de Tinetti, 13q
exame físico, 2
funcional, 7
índice de Katz, 8q
isocinética, 5
dinamômetro isocinético
Biodex, 6
MEEM, 17
postural, 16
anteroanterior, 16
anteroposterior, 16
posição perfil, 16
psicossocial, 8
testes especiais, 33
Flexibilidade
avaliação da, 5
Folstein
mini-mental de, 29b
Força
muscular, 5
avaliação da, 5
Fortalecimento
na artroplastia total, 93f, 94f
de quadril e joelho, 93f, 94f

ÍNDICE REMISSIVO

de abdome, 93*f*
de glúteos, 93*f*
de membro inferior, 93*f*, 94*f*
sem carga, 93*f*
na DA, 64*f*
de membro, 64*f*, 66*f*
inferior, 66*f*
superior, 64*f*
de rotatores, 65*f*
externos, 65*f*
na DP, 50*f*
de dedos, 51*f*
de membro superior, 51*f*
de punho, 50*f*, 51*f*
na IU, 136*f*
nos idosos, 136*f*
de glúteos, 136*f*
na osteoartrite, 123*f*-125*f*
de adutores, 123*f*, 125*f*
de dedos, 127*f*
de glúteos, 124*f*
de membro inferior, 123*f*-125*f*
de punho, 127*f*
na osteoporose, 107*f*, 110*f*
de membro inferior, 107*f*, 110*f*
na síndrome, 37, 40*f*, 42*f*, 177*f*
da fragilidade, 37, 40*f*, 42*f*
de mão, 42*f*
de membro, 40*f*, 42*f*
inferior, 40*f*
superior, 42*f*
de punho, 42*f*
exercícios de, 37
da imobilidade, 177*f*
de membro inferior, 177*f*
nas fraturas de fêmur, 83*f*, 84*f*
em idosos, 83*f*, 84*f*
de membros inferiores, 83*f*, 84*f*
no AVE, 167*f*
em idosos, 167*f*
de membro inferior, 167*f*
Fragilidade
síndrome da, 35-42
no idoso, 36

critérios para
identificação, 36
por Fried *et al.*, 36
tratamento, 36
fisioterapêutico, 36
avaliação
fisioterapêutica, 37
conduta
fisioterapêutica, 37
objetivos do, 37
Fratura(s)
de fêmur, 79,87
em idosos, 79-87
avaliação
fisioterapêutica, 79
conduta fisioterapêutica, 80
tratamento, 80, 82
cirúrgico, 82
fisioterapêutico, 80, 82
prevenção de, 104
osteoporose e, 104
Fried *et al.*
critérios por, 36
para identificação no idoso, 36
da síndrome da fragilidade, 36
Funcional
avaliação, 7
índice de Katz, 8*q*

G

Glúteo(s)
fortalecimento de, 93*f*, 124*f*, 136*f*
na artroplastia total, 93*f*
de quadril e joelho, 93*f*
na IU, 136*f*
nos idosos, 136*f*
na osteoartrite, 124*f*
Goniometrria, 2

H

Hemorragia
no AVE em idosos, 157
tratamento na, 157
medicamentoso, 157
Hidrocinesioterapia
na osteoporose, 106
Hidroterapia
na osteoartrite, 128

I

Identificação
dados de, 1
Idoso(s)
fisioterapia no AVE em, 153-170
avaliação fisioterapêutica, 157
características clínicas, 154
complicações
secundárias, 155
conceituação, 153
etiologia, 154
exemplo de exercícios, 163
fase, 159, 161
aguda, 159
crônica, 161
fisiopatologia, 153
incidência, 154
métodos diagnósticos, 155
diagnósticos diferenciais, 156
prevenção, 156
tratamento, 156
cirúrgico, 157
emergência, 156
fisioterápico, 159
medicamentoso, 156
hemorragia, 156
isquemia, 156
fraturas de fêmur em, 79-87
avaliação fisioterapêutica, 79
conduta fisioterapêutica, 80
tratamento, 80, 82
cirúrgico, 82
fisioterapêutico, 80, 82
objetivos do, 80
IU nos, 131-150
causas, 132
prevenção das, 135
exemplos de exercícios, 135
tratamento, 132
biofeedback, 134
cinesioterapia, 137
eletroestimulação, 134
exercícios de Kegel, 133, 138
fisioterapêutico, 133, 137
medicamentoso, 133

quedas de, 69-77
  casa segura, 72
  síndrome pós-queda, 69
  tratamento, 71, 73
    farmacológico, 71
    fisioterapêutico, 73
      conduta
        fisioterapêutica, 74
      exemplos de
        exercícios, 74
      objetivos, 73
  síndrome da fragilidade no, 36
    critérios para identificação,
      36
    por Fried *et al.*, 36
Imobilidade
  síndrome de, 173-179
    conduta fisioterapêutica,
      176
      exemplos de exercícios,
        176
    diagnóstico, 174
    quadro clínico, 175
    tratamento fisioterápico,
      175
      objetivos, 175
Incidência
  da osteoporose, 99
Índice
  de Katz, 8*q*
    escala de AVD's, 8*q*
  de Tinetti, 13*q*, 15*q*
    escala de avaliação, 13*q*,
      15*q*
    da marcha, 15*q*
    do equilíbrio, 13*q*
  WOMAC, 120
    para osteoartrite, 120
Intelecto
  DP e, 48
Isocinética
  avaliação, 5
    dinamômetro isocinético,
      6
    Biodex, 6
Isquemia
  no AVE em idosos, 156
    tratamento na, 156
      medicamentoso, 156
IU (Incontinência Urinária)
  nos idosos, 131-150
    causas, 132
    de esforço, 138

exercícios na, 138
tratamento da, 138
prevenção das, 135
  exemplos de exercícios,
    135
tratamento, 132
  biofeedback, 134
  cinesioterapia, 137
  eletroestimulação, 134
  exercícios de Kegel, 133,
    138
  fisioterapêutico, 133,
    137
  medicamentoso, 133

J
Joelho(s)
  artroplastia total de, 89-97
    avaliação fisioterapêutica,
      89
    cirurgias malsucedidas, 89
    conduta fisioterapêutica,
      90
    tratamento, 89
      objetivos de, 90

K
Kabat
  diagonal funcional de, 178*f*
    na síndrome, 178*f*
      da imobilidade, 178*f*
  exercícios de, 164*f*
    no AVE, 164*f*
      em idosos, 164*f*
Katz
  índice de, 8*q*
    escala de AVD's, 8*q*
Kegel
  exercício de, 133, 138
    na IU, 133, 138
      nos idosos, 133, 138

M
MacGill
  questionário de, 4
    avaliação da dor, 4
      padrão, 4
Mão
  fortalecimento de, 42*f*
    na síndrome da fragilidade,
      42*f*
Mapa
  corporal, 3, 118
    desenho da dor, 3, 118

Marcha
  avaliação da, 15
    escala de, 15*q*
      índice de Tinetti, 15*q*
  treino de, 53*f*, 67*f*, 77*f*, 97*f*,
    112*f*, 169*f*
    com obstáculos, 53*f*, 77*f*
      e queda de idosos, 77*f*
      na DP, 53*f*
    e equilíbrio, 112*f*
      na osteoporose, 112*f*
    na artroplastia total, 97*f*
      de quadril e joelho, 97*f*
    na DA, 67*f*
    no AVE, 169*f*
      em idosos, 169*f*
MEEM (Miniexame do Estado
  Mental), 17
Membro Inferior
  alongamento de, 38*f*, 39*f*,
    122*f*
    na osteoartrite, 122*f*
    na síndrome da fragilidade,
      38*f*, 39*f*
      exercícios de, 39*f*
  elevação do, 135*f*, 136*f*
    na IU nos idosos, 135*f*, 136*f*
      com resistência, 136*f*
  fortalecimento de, 40*f*, 66*f*,
    83*f*, 84*f*, 93*f*, 94*f*, 107*f*,
    110*f*, 167*f*, 177*f*
    na artroplastia total, 93*f*,
      94*f*
      de quadril e joelho, 93*f*,
        94*f*
        sem carga, 93*f*
    na DA, 66*f*
    na osteoporose, 107*f*, 110*f*
    na síndrome, 40*f*, 177*f*
      da fragilidade, 40*f*
      da imobilidade, 177*f*
    nas fraturas de fêmur, 83*f*,
      84*f*
      em idosos, 83*f*, 84*f*
    no AVE, 167*f*
      em idosos, 167*f*
  mobilidade de, 108*f*
    na osteoporose, 108*f*
Membro Superior
  fortalecimento de, 42*f*, 52*f*,
    64*f*
    na DA, 64*f*
    na DP, 52*f*

ÍNDICE REMISSIVO

na síndrome da fragilidade, 42*f*
Mini-Mental
de Folstein, 29*b*
Mobilidade
avaliação da, 2
goniometria, 2
perimetria, 2
na artroplastia total, 94*f*
de quadril e joelho, 94*f*
de pé, 94*f*
de tornozelo, 94*f*
na osteoporose, 108*f*
de membro inferior, 108*f*
na síndrome da fragilidade, 40*f*, 41*f*
de dedos, 41*f*
de pé, 40*f*, 41*f*
de tornozelo, 40*f*, 41*f*
Motricidade
fina, 163*f*
fortalecimento de dedos, 163*f*
no AVE em idosos, 163*f*
Musculatura
lateral, 110*f*
alongamento de, 110*f*
na osteoporose, 110*f*
posterior, 41*f*, 85*f*
alongamento de, 41*f*, 85*f*
na síndrome da fragilidade, 41*f*
nas fraturas de fêmur, 85*f*
em idosos, 85*f*

N
Natureza
da dor, 3

O
Obstáculo(s)
treino de marcha com, 53*f*, 77*f*
e queda de idosos, 77*f*
na DP, 53*f*
Osteoartrite, 115-129
avaliação fisioterapêutica, 117
características clínicas, 116
classificação, 115
primária, 115
secundária, 115
diagnóstico, 116
dor, 117

como avaliar, 117
desenho da dor, 118
escala visual analógica, 117
mapa corporal, 118
índice WOMAC para, 120
questionário de MacGill, 119
tratamentos, 117
acupuntura, 128
recomendações gerais, 128
cinesioterapia, 121
conduta fisioterapêutica, 121
exemplos de exercícios, 122-127
hidroterapia, 128
objetivos do, 121
Osteoporose, 99-112
atividade física, 102
avaliação, 103
de risco de quedas, 104*b*
escala de Downton, 104*b*
prevenção, 104
de fraturas, 104
de quedas, 104
diagnóstico, 101
fisioterapia, 105
cinesioterapia, 105
conduta fisioterapêutica, 105
exemplos de exercícios, 106-112
hidrocinesioterapia, 106
incidência, 99
quadro clínico, 101
biópsia óssea, 101
história, 101
sinais, 101
sintomas, 101
tratamento, 102
fisioterapêutico, 102
objetivos de, 105

P
Parada
fenômeno de, 47
DP e, 47
Pé
mobilidade de, 40*f*, 41*f*, 94*f*
na artroplastia total, 94*f*
de quadril e joelho, 94*f*
na síndrome da fragilidade, 40*f*, 41*f*

Perimetria, 2
Peso
transferência de, 74*f*-76*f*, 86*f*, 97*f*, 108*f*, 111*f*, 112*f*, 168*f*, 177*f*
e queda de idosos, 74*f*-76*f*
alongamento e, 75*f*
de cadeia posterior, 75*f*
exercício de equilíbrio e, 74*f*
exercício de equilíbrio e, 86*f*, 97*f*, 108*f*
na artroplastia total, 97*f*
de quadril e joelho, 97*f*
na osteoporose, 108*f*
nas fraturas de fêmur, 86*f*
em idosos, 86*f*
na osteoporose, 111*f*, 112*f*
na síndrome, 177*f*
da imobilidade, 177*f*
no AVE, 168*f*
em idosos, 168*f*
Ponte
exercício de, 135*f*, 137*f*
na IU nos idosos, 135*f*, 137*f*
com resistência, 137*f*
Posição
perfil, 16
na avaliação postural, 16
Postura
DP e, 47
Postural
avaliação, 16
posição perfil, 16
vista, 16
anteroanterior, 16
anteroposterior, 16
Prevenção
das IU, 135
nos idosos, 135
exemplos de exercícios, 135
de AVE, 156
em idosos, 156
osteoporose e, 104
de fraturas, 104
de quedas, 104
palmar, 51*f*
treino de, 51*f*
na DP, 51*f*
Propriocepção

exercício de, 53f, 54f, 85f, 95f, 96f, 108f, 126f, 166f, 170f
na artroplastia total, 95f, 96f
de quadril e joelho, 95f, 96f
na DP, 53f, 54f
na osteoartrite, 126f
na osteoporose, 108f
nas fraturas de fêmur, 85f
em idosos, 85f
no AVE, 166f, 170f
em idosos, 166f, 170f
treino de, 67f, 84f, 85f
na DA, 67f
nas fraturas de fêmur, 84f, 85f
em idosos, 84f, 85f
Psicossocial
avaliação, 8
Punho
fortalecimento de, 42f, 50f, 51f, 127f
na DP, 50f, 51f
na osteoartrite, 127f
na síndrome da fragilidade, 42f

Q
Quadril
artroplastia total de, 89-97
avaliação fisioterapêutica, 91
cirurgia, 91
após a, 91
cuidados antes da, 91
conduta fisioterapêutica, 92
dor, 91
exemplos de exercícios, 92-97
Qualidade de Vida
avaliação da, 17
escala de, 22b-28b, 30b-31b
WHOQOL, 22b-28b, 30b-31b
BREF, 25b-28b, 30b-31b
old, 22b-24b
questionário de, 18b-21b
versão brasileira do, 18b-21b
Queda(s)

avaliação de, 14, 104b
de risco, 14q, 104b
escala de Downton, 14q, 104b
osteoporose e, 104b
de idosos, 69-77
casa segura, 72
síndrome pós-queda, 69
tratamento, 71, 73
farmacológico, 71
fisioterapêutico, 73
conduta fisioterapêutica, 74
exemplos de exercícios, 74
objetivos, 73
prevenção de, 104
osteoporose e, 104
Questionário
de MacGill, 4, 119
avaliação da dor, 4, 119
na osteoartrite, 119
padrão, 4

R
Reflexo(s)
posturais, 46
DP e, 46
Relaxamento
e equilíbrio, 109f
alongamento e, 109f
na osteoporose, 109f
Resistência
elevação com, 136f
do membro inferior, 136f
na IU, 136f
nos idosos, 136f
exercícios com, 137f
de ponte, 137f
na IU nos idosos, 137f
exercícios de, 38f
na síndrome da fragilidade, 38f
Rigidez
DP e, 46
Risco
de quedas, 14q, 104b
escala de avaliação de, 14q, 104b
de Downton, 14q, 104b
osteoporose e, 104b

Rotator(es)
externos, 65f
fortalecimento de, 65f
na DA, 65f

S
Síndrome
da imobilidade, 173-179
conduta fisioterapêutica, 176
exemplos de exercícios, 176
diagnóstico, 174
quadro clínico, 175
tratamento fisioterápico, 175
objetivos, 175
da fragilidade, 35-42
no idoso, 36
critérios para identificação, 36
por Fried et al., 36
tratamento
fisioterapêutico, 36
avaliação fisioterapêutica, 37
conduta fisioterapêutica, 37
exercícios de fortalecimento, 37
objetivos do, 37
pós-queda, 69
Subir
exercício de, 96f, 165f
escadas, 96f, 165f
na artroplastia total, 96f
de quadril e joelho, 96f
no AVE, 165f
em idosos, 165f
rampas, 95f
na artroplastia total, 95f
de quadril e joelho, 95f

T
Teste(s)
especiais, 33
na avaliação, 33
em fisioterapia geriátrica, 33
Tinetti
índice de, 13q, 15q

ÍNDICE REMISSIVO

escala de avaliação, 13*q*,
15*q*
da marcha, 15*q*
do equilíbrio, 13*q*
Tornozelo
mobilidade de, 40*f*, 41*f*, 94*f*
na artroplastia total, 94*f*
de quadril e joelho, 94*f*
na síndrome da fragilidade,
40*f*, 41*f*
Transferência
de peso, 74*f*-76*f*, 86*f*, 97*f*,
108*f*, 111*f*, 112*f*, 168*f*, 177*f*
e queda de idosos, 74*f*-76*f*
alongamento e, 75*f*
de cadeia posterior,
75*f*
exercício de equilíbrio
e, 74*f*
exercício de equilíbrio e,
86*f*, 97*f*, 108*f*
na artroplastia total, 97*f*
de quadril e joelho,
97*f*
na osteoporose, 108*f*
nas fraturas de fêmur,
86*f*

em idosos, 86*f*
na osteoporose, 111*f*, 112*f*
na síndrome, 177*f*
da imobilidade, 177*f*
no AVE, 168*f*
em idosos, 168*f*
Treino
de equilíbrio, 67*f*, 84*f*, 85*f*
na DA, 67*f*
nas fraturas de fêmur, 84*f*,
85*f*
em idosos, 84*f*, 85*f*
de marcha, 53*f*, 67*f*, 77*f*, 97*f*,
112*f*, 169*f*
com obstáculos, 53*f*
e queda de idosos, 77*f*
na DP, 51*f*
e equilíbrio, 112*f*
na osteoporose, 112*f*
na artroplastia total, 97*f*
de quadril e joelho, 97*f*
na DA, 67*f*
no AVE, 169*f*
em idosos, 169*f*
de preensão palmar, 51*f*
na DP, 51*f*
de propriocepção, 67*f*, 85*f*

na DA, 67*f*
nas fraturas de fêmur, 85*f*
em idosos, 85*f*
Tremor
DP e, 46

V

Vista
na avaliação postural, 16
anteroanterior, 16
anteroposterior, 16

W

WHOQOL
escala, 22*b*-28*b*, 30*b*-31*b*
de qualidade de vida, 22*b*-
28*b*, 30*b*-31*b*
BREF, 25*b*-28*b*, 30*b*-31*b*
old, 22*b*-24*b*

Y

Yesavage *et al.*
escala de, 32
geriátrica, 32
de depressão, 32